Tumordokumentation in Klinik und Praxis

Herausgegeben von
G. Wagner   J. Dudeck   E. Grundmann   P. Hermanek

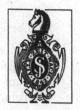

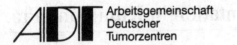

ADT Arbeitsgemeinschaft
Deutscher
Tumorzentren

Tumordokumentation in Klinik und Praxis

Herausgegeben von:

G. Wagner
Institut für Epidemiologie und Biometrie
Deutsches Krebsforschungszentrum
Im Neuenheimer Feld 280
D-69120 Heidelberg

J. Dudeck
Institut für Medizinische Informatik
Universität Gießen
Heinrich-Buff-Ring 44
D-35392 Gießen

E. Grundmann
Gerhard-Domagk-Institut für Pathologie
Universität Münster
Domagkstraße 17
D-48149 Münster

P. Hermanek
Abteilung für Klinische Pathologie
Chirurgische Klinik der Universität Erlangen-Nürnberg
Maximiliansplatz
D-91054 Erlangen

Diese Reihe besteht aus folgenden Bänden:

Basisdokumentation für Tumorkranke
Organspezifische Tumordokumentation
Tumorlokalisationsschlüssel
Tumorhistologieschlüssel

Basisdokumentation für Tumorkranke

Prinzipien und Verschlüsselungsanweisungen
für Klinik und Praxis

Herausgegeben von
J. Dudeck, G. Wagner, E. Grundmann und P. Hermanek
unter Mitarbeit von
U. Altmann und W. Wächter

4., grundlegend revidierte Auflage

Springer-Verlag
Berlin Heidelberg New York
London Paris Tokyo
Hong Kong Barcelona
Budapest

ISBN-13:978-3-540-56397-6   e-ISBN-13:978-3-642-84891-9
DOI: 10.1007/978-3-642-84891-9

CIP-Eintrag beantragt

Satz: Reproduktionsfertige Vorlage vom Autor
SPIN 10043636   19/3130 – 5 4 3 2 1 0 – Gedruckt auf säurefreiem Papier

Vorwort zur Neuauflage
der Basisdokumentation für Tumorkranke

Mit Unterstützung der Bundesregierung wurde 1978 durch die Arbeitsgemeinschaft deutscher Tumorzentren (ADT) und durch das Deutsche Krebsforschungszentrum (DKFZ) eine erste Fassung der Basisdokumentation für Tumorkranke veröffentlicht. In den Folgejahren kam es zu einer raschen Verbreitung dieser Basisdokumentation, da sie die Grundlage für den Aufbau der klinischen Krebsregister an den 27 Tumorzentren und 34 Onkologischen Schwerpunkten bildete, die im Rahmen des Modellprogramms zur besseren Versorgung von Krebspatienten seither mit einem Gesamtaufwand von 240 Mio. DM gefördert wurden.

Tumorzentren und Onkologische Schwerpunkte sollen die fachübergreifende Zusammenarbeit aller an der Versorgung von Krebskranken beteiligten medizinischen Disziplinen gewährleisten. Hierzu gehören der notwendige Informationsaustausch untereinander durch regelmäßige Fallbesprechungen und onkologische Fortbildungsveranstaltungen sowie das gemeinsame Erarbeiten von Diagnose- und Therapieleitlinien und das Errichten eines regelmäßigen Konsiliardienstes.

Einheitlich geführte Krebsregister haben darüber hinaus eine gesundheitspolitische Bedeutung, da sie zentrumsübergreifende Datenerhebungen und -auswertungen zu Fragen der Qualität und Effizienz der Krebsdiagnostik und -therapie ermöglichen. Dies setzt voraus, daß die Basisdokumentation als Grundlage für den Betrieb klinischer Krebsregister den aktuellen Entwicklungen der Informationstechnologie und der internationalen Tumordokumentation ständig angepaßt wird.

Die vorliegende Neufassung der Basisdokumentation für Tumorkranke wurde mit Unterstützung des Bundesministeriums für Arbeit und Sozialordnung und des Bundesministeriums für Gesundheit von einer Arbeitsgruppe aus Mitarbeitern der Tumorzentren und der Onkologischen Schwerpunkte sowie aus Vertretern der Länderministerien, Krankenkassen und Kassenärztlichen Vereinigungen erarbeitet.

Den Mitgliedern dieser Arbeitsgruppe möchte ich herzlich für die erfolgreiche Arbeit danken und gleichzeitig damit den Wunsch verbinden, daß die vorliegende Neufassung der Basisdokumentation für Tumorkranke ebenso rasch eine weite Verbreitung und Anerkennung erfährt wie ihr Vorläufer.

Bonn, 25. Juni 1993

Horst Seehofer
Bundesminister für Gesundheit

Vorwort zur 3. Auflage

Die Basisdokumentation für Tumorkranke wurde im Auftrage der Arbeitsgemeinschaft Deutscher Tumorzentren (ADT) seit 1978 von einem größeren Gremium von Ärzten, Statistikern, Epidemiologen und Datenverarbeitern erarbeitet und in den folgenden Jahren in zwei verschiedenen Versionen in mehreren Feasibility-Studien praktisch erprobt. Dabei stellte sich heraus, daß - zumindest für die Nachuntersuchungsbögen - der von der ADT-Arbeitsgruppe vorgeschlagene Merkmalskatalog offenbar noch zu umfangreich war. Auf Grund dieser Erfahrung einigte man sich, neben dem Folgeerhebungsbogen für die Tumorzentren auch eine verkürzte Fassung für kleinere Krankenhäuser und niedergelassene Ärzte ohne Dokumentationshilfskräfte zu verwenden. In den Verschlüsselungsrichtlinien sowie im Anhang werden beide Arten des Folgeerhebungsbogens berücksichtigt. Angefügt wurden ferner Teile der Nachsorgerichtlinien, welche die "Aktionsgemeinschaft der Tumorzentren und Onkologischen Arbeitskreise Nordrhein-Westfalens" (ATO) erarbeitet hat. Diese Richtlinien befinden sich noch im Probelauf und haben hier exemplarischen Charakter.

Gegenüber der 2. Auflage enthält die 3. Auflage weitere Ergänzungen. Auf Wunsch der Arbeitsgruppen "Epidemiologie" sowie "Krebs am Arbeitsplatz" des "Gesamtprogramms zur Krebsbekämpfung" der Bundesregierung wurden zusätzlich die Merkmale Wohnort, derzeitiger bzw. am längsten ausgeübter Beruf sowie bei Frauen die Anzahl der Geburten aufgenommen. Dafür verzichtete die Arbeitsgruppe "Epidemiologie" auf die zunächst ebenfalls geforderte Erfassung des Geburtsortes des Patienten sowie die Erstellung eines eigenen Meldebogens für die geplanten regionalen epidemiologischen Krebsregister.

Die Teilnehmer an der Revisionskonferenz zur Basisdokumentation vom 3. Juli 1981 im Deutschen Krebsforschungszentrum entschlossen sich mehrheitlich für diesen Kompromiß, um den Kollegen an den Kliniken und Krankenhäusern die Ausfüllung eines weiteren Meldebogens zu ersparen.

Die Einfügung eines Schlüssels zur Erfassung der psychosozialen Situation des Tumorpatienten wurde vorerst noch zurückgestellt. Ein von Prof. Weidtman (Köln) und Dr. Dr. Drepper (Hornheide) erarbeiteter Vorschlag hierzu wird derzeit in Pilotstudien in Hannover, Heidelberg, Hornheide und Köln getestet. Bei Bewährung soll er in die nächste Version des Folgeerhebungsbogens mit eingearbeitet werden.

Wir danken allen den Kollegen, die mit ihrer Erfahrung und ihrem Rat an der Erstellung der Basisdokumentation für Tumorkranke mitgewirkt haben. Insbesondere gilt unser Dank unseren Mitarbeitern Dr. Hans Wiebelt (Heidelberg) und Dr. Volker Krieg (Münster). Der Leitung des DKFZ schulden wir Dank für die finanzielle Unterstützung der Arbeiten bis zur Verlegung der ADT-Geschäftsstelle nach Essen.

Schließlich ist dem Springer-Verlag für die verlegerische Betreuung der Broschüre zu danken. Neben dem Tumorlokalisationsschlüssel, dem Tumor-Histologieschlüssel, der deutschsprachigen Ausgabe der TNM-Regeln sowie dem TNM-Atlas erscheint mit der hier vorgelegten Basisdokumentation das fünfte Schlüsselverzeichnis im Bereich der Krebs-Dokumentation im Springer-Verlag.

Heidelberg und Münster   Gustav Wagner
im Januar 1983   Ekkehard Grundmann

Liste der Mitarbeiter

(Mitglieder der Arbeitsgruppe "Dokumentationskonzepte")

Böhm, B.	Marienhospital, Düsseldorf
Burkhardt, E.	Tumorzentrum Gießen
Dudeck, J.	Arbeitsgruppe zur Koordination Klinischer Krebsregister, Gießen
Ellsässer, K.-H.	Tumorzentrum Heidelberg / Mannheim
Gaus, W.	Klinische Dokumentation der Universität Ulm
Gräbe, K.	Städtische Kliniken, Kassel
Gruenagel, H. H.	Evangelisches Krankenhaus, Düsseldorf
Hölzel, D.	Tumorregister München
Jaeger, C.	Deutsche Krankenhausgesellschaft, Düsseldorf
Kaatsch, P.	Institut für Med. Statistik u. Dokumentation der Universität Mainz
Kaiser, G.	Klinikum Nürnberg
Kern, K. D.	Arbeitsgemeinschaft Leitender Medizinalbeamter, Mainz
Klar, R.	Institut für Biometrie und Informatik der Universität Freiburg
Krieg, V.	Regionales Krebsregister Münster
Löffler, T.	Städtische Kliniken, Dortmund
Ratzke, E.	Tumorregister Göttingen
Richter, H.	Tumorzentrum Aachen
Schawo, D.	AOK - Bundesverband, Bonn
Schott, G.	Bezirkskrankenhaus "Heinrich Braun", Zwickau
Schunck, R.	Krankenhaus Siloah, Pforzheim
Thiele, W.	Arbeitsgemeinschaft Leitender Medizinalbeamter, Hamburg
Ulrich, G.	Kassenärztliche Vereinigung Bayerns, München
Wagner, G.	Deutsches Krebsforschungszentrum, Heidelberg
Winkler, W.	Bundesministerium für Arbeit und Sozialordnung, Bonn

Weitere Mitarbeiter:

Altmann, U.	Arbeitsgruppe zur Koordination Klinischer Krebsregister, Gießen
Grundmann, E.	Pathologisches Institut d. Westfälischen Wilhelms-Universität, Münster
Hermanek, P.	Chirurgische Universitätsklinik Erlangen
Hohenberger, W.	Chirurgische Universitätsklinik Regensburg
Lange, S.	Knappschaftskrankenhaus Recklinghausen
von Lieven, H.	Klinikum der Justus-Liebig-Universität, Gießen
Mitrou, P.	Klinikum d. Johann-Wolfgang-Goethe-Universität, Frankfurt am Main
Porzsolt, F.	Tumorzentrum Ulm
Schwenk, W.	Marien-Hospital, Düsseldorf
Stock, W.	Marien-Hospital, Düsseldorf
Wächter, W.	Arbeitsgruppe zur Koordination Klinischer Krebsregister, Gießen

Inhaltsverzeichnis

Vorbemerkungen

Im Frühjahr 1990 wurde vom Bundesministerium für Arbeit und Sozialordnung (BMA) die Arbeitsgruppe Dokumentationskonzepte mit dem Auftrag einberufen, die seit nahezu einem Jahrzehnt in den Tumorzentren und onkologischen Schwerpunkten eingesetzte Basisdokumentation zu überarbeiten. In der Neufassung sollten die wesentlich weitergehenden Möglichkeiten der modernen Datenverarbeitung berücksichtigt werden. Die Basisdokumentation sollte so gestaltet werden, daß sie über eine patientennahe, behandlungsorientierte Erfassung der Daten in den Behandlungsablauf integriert werden kann. Weiterhin sollten die zu dokumentierenden Merkmale an die internationale Entwicklung der Tumordokumentation seit der dritten Auflage der "Basisdokumentation für Tumorkranke" (1983) [25] angepaßt werden, wie z.B. die Revision 1992 der 4. Auflage der TNM-Klassifikation [14] und die 2. Auflage der ICD-O [18].

Die Arbeitsgruppe Dokumentationskonzepte hat ihre Arbeit mit der Vorlage eines Abschlußprotokolls im Januar 1991 abgeschlossen.

Die Herausgeber haben dieses Abschlußprotokoll aufgrund ergänzender Anregungen von Mitgliedern der Arbeitsgruppe und unter Berücksichtigung inzwischen eingetretener internationaler Entwicklungen überarbeitet, an einzelnen Stellen ergänzt und Erläuterungen eingefügt.

Aufgaben klinischer Krebsregister

In den Tumorzentren und Onkologischen Schwerpunkten wird die Basisdokumentation in der Regel von Klinischen Krebsregistern getragen. Diese koordinieren die Erhebung der Daten in den angeschlossenen Kliniken, bearbeiten Codierung, Aufbereitung und Erfassung und schaffen die organisatorischen und DV-technischen Voraussetzungen für Speicherung und Qualitätskontrolle sowie für wissenschaftliche Auswertungen. Die gespeicherten Daten werden den betreuten Kliniken in übersichtlicher, verständlicher und funktionsgerechter Form zur Unterstützung von therapeutischen Maßnahmen und konsiliarischen Beratungen, für die Organisation der Nachsorge und für Forschungsaufgaben zur Verfügung gestellt.

Die Register begleiten Behandlung und langfristige Betreuung der Patienten. Nach Kaiser [15] stellen klinische Register "in erster Linie eine Servicefunktion für diejenigen Ärzte dar, die die Langzeitbetreuung der Krebspatienten durchführen. Oberstes Ziel der Gestaltung Klinischer Krebsregister muß es sein, diese Ärzte so zu unterstützen, daß die Beziehung zum Patienten ebenso wie der Einsatz diagnostischer und therapeutischer Maßnahmen optimiert wird".

Prinzipielle Bemerkungen zur Basisdokumentation

Inhalte der Basisdokumentation

Die Basisdokumentation umfaßt Mindestdatensätze zur Dokumentation von Diagnose, Therapie, Verlauf und Abschluß der Tumorerkrankung, die bei jedem Patienten nach festgelegten Regeln während der Erkrankung erhoben werden. Mit diesen Daten soll der Verlauf der Tumorerkrankung so detailliert dokumentiert werden, daß die Aufgaben der Klinischen Krebsregister wahrgenommen und die Ziele der Basisdokumentation erreicht werden können.

Erfassung und Speicherung der Daten der Basisdokumentation sind Mindestanforderungen der Arbeitsgemeinschaft Deutscher Tumorzentren (ADT) für die Dokumentation in Tumorzentren und onkologischen Schwerpunkten.

Soweit die in der Basisdokumentation erfaßten Daten für die Bearbeitung spezieller wissenschaftlicher Fragestellungen nicht ausreichen, wird auf die ebenfalls von der ADT empfohlene Organspezifische Tumordokumentation [26] verwiesen, die inhaltlich die Basisdokumentation einschließt.

Ziele der Basisdokumentation

Die Daten der Basisdokumentation bilden die Grundlagen für den Aufbau einer umfassenden Dokumentation von Tumorpatienten in Tumorzentren und Onkologischen Schwerpunkten. Sie werden erfaßt und gespeichert, um unter ärztlichen, organisatorischen und wissenschaftlichen Aspekten u.a. folgende Zielsetzungen zu erreichen:

- Dokumentation des individuellen Krankheitsverlaufs
- Unterstützung der ärztlichen Tätigkeit und der Langzeitbetreuung der Patienten
- Unterstützung der Qualitätssicherung
- Durchführung statistischer Auswertungen

1. Dokumentation des individuellen Krankheitsverlaufs

Mit der Basisdokumentation wird der Verlauf der Tumorerkrankung jedes einzelnen Patienten in einheitlicher und vergleichbarer Form dokumentiert. Inhaltlich werden medizinische Daten zur Beschreibung der Tumorerkrankung (Diagnosedaten), der verschie-

6

denen Therapieformen (Therapiedaten), des Verlaufs (Verlaufsdaten) und zur abschließenden Bewertung (Abschlußdaten) erhoben. Darüberhinaus werden organisatorische Angaben zur Steuerung des Behandlungsablaufs erfaßt. Die medizinischen Daten werden nach den in der Basisdokumentation festgelegten Schlüsseln codiert und gespeichert.

2. Unterstützung der ärztlichen Tätigkeit und der Langzeitbetreuung der Patienten

Die Daten der Basisdokumentation sind für alle Ärzte verfügbar, die an der Behandlung und Betreuung der Tumorpatienten beteiligt sind. Durch synoptische Darstellungen von Verlaufs- und Behandlungsphasen sowie durch patientenbezogene

- Übersichten
- Auskünfte
- Arztbriefe
- Benachrichtigungen

werden Visiten, interdisziplinäre Konsilien und Nachsorge-Beratungen unterstützt. Die Langzeitbetreuung der Patienten wird durch Hinweise auf vorgesehene Untersuchungen und deren Termine koordiniert.

3. Unterstützung der Qualitätssicherung

Die Daten der Basisdokumentation sind Voraussetzungen für Untersuchungen zur Qualitätskontrolle. Sie sind Grundlage für die internen Qualitätskontrollen z.B. durch Bestimmung von

- Remissionsraten und -zeiten
- Überlebenszeiten
- Heilungsraten

bzw. Untersuchungen zur Treffsicherheit von diagnostischen und therapeutischen Maßnahmen [15].
Weiterhin ermöglichen die Daten der Basisdokumentation externe Qualitätskontrollen durch Vergleiche mit Daten anderer Zentren oder Angaben aus der Literatur.

4. Statistische Auswertungen

Ein wichtiges, nach mehrjähriger Durchführung immer stärker in den Vordergrund rückendes Ziel der Basisdokumentation ist die Bereitstellung der Daten für deskriptive und analytische statistische Auswertungen. Deskriptiv können Patientenkollektive nach verschiedenen Schichtungen wie Alter, Geschlecht, Tumorstadien, Therapie etc. ausgewertet werden. Mit Methoden der analytischen Statistik sind z.B. Vergleiche der Überlebenszeiten der Patienten verschiedener Schichten möglich.

Bei klinikübergreifenden Auswertungen werden grundsätzlich nur anonymisierte Daten verwendet.

Bei allen statistischen Auswertungen muß jedoch beachtet werden, daß Daten Klinischer Krebsregister bezüglich der Zusammensetzung der Patientenkollektive in der Regel gewissen Selektionsmechanismen (z.B. durch Spezialisierung der Zentren auf Therapieschwerpunkte) unterliegen, die die Verallgemeinerungsfähigkeit der Ergebnisse einschränken können. Bevölkerungsbezogene Aussagen wie Änderungen der Häufigkeiten von Neuerkrankungen (Inzidenzen) sind aus Daten Klinischer Krebsregister nur in Ausnahmefällen zu erhalten.

Historische Entwicklung der Basisdokumentation

Jeder Fortschritt in der Onkologie beruht auf der Sammlung und Auswertung vergleichbarer Daten. Voraussetzung dafür ist die Verwendung einer standardisierten Nomenklatur und einheitlicher Klassifikationssysteme, um die sich die zuständigen internationalen Organisationen in den letzten Jahrzehnten bemüht haben. Erwähnt seien hier die "Internationale Klassifikation der Tumoren" (sog. Blue Books) der WHO (seit 1967 - aufbauend auf dem AFIP Atlas der Tumorpathologie von 1949), die TNM-Klassifikation der UICC (seit 1958), das "Manual of Tumor Nomenclature and Coding" (MOTNAC) der American Cancer Society (1968), in dessen Nachfolge 1976 die erste und 1990 die zweite Auflage der "International Classification of Diseases for Oncology" (ICD-O) der WHO [18] erschien, schließlich die "Internationale Nomenklatur der Krankheiten" (IND) des CIOMS, deren erster Band 1969 herauskam (Literatur bei Wagner und Hermanek [26]).

Wie notwendig die einheitliche Verwendung solcher standardisierter Schlüsselsysteme ist, zeigte sich noch 1970 an einer von der WHO an 26 klinischen Krebsregistern durchgeführten Vergleichsstudie. Es stellte sich dabei nämlich heraus, daß wegen der großen Unterschiede bezüglich Art und Umfang der erfaßten Daten und der Auswertungsprogramme ein sinnvoller Vergleich und eine wisssenschaftliche Interpretation der Resultate der verschiedenene Register nicht möglich war.

Aufgrund solcher Erfahrungen bemühten sich nationale und internationale Gremien um die Erarbeitung standardisierter Datenerfassungsprogramme mit bewußter Beschränkung auf eine Auswahl weniger, für unverzichtbar gehaltener Daten im Rahmen sog. "Uniform Basic Data Sets". Die drei bedeutendsten Projekte waren:

1. das WHO-Projekt einer normierten Basisdatenerfassung unter Benutzung des "Handbook for Standardized Cancer Registries" aus dem Jahre 1976 [27]
2. das Centralized Cancer Patient Data System (CCPDS) der US-amerikanischen Comprehensive Cancer Centers aus dem Jahre 1977 [9] und
3. das International Cancer Patient Data Exchange System (ICPDES) der UICC [22], ebenfalls aus dem Jahre 1977.

In Fortführung und z.T. Erweiterung dieser Programme wurde in der Bundesrepublik Deutschland als erste wissenschaftliche Aktivität der Arbeitsgemeinschaft Deutscher Tumorzentren (ADT) - gefördert vom Bundesministerium für Arbeit und Sozialordnung (BMA) und unter Federführung des Deutschen Krebsforschungszentrums (DKFZ) - seit

1978 ein Grundprogramm für die Erfassung und Nachsorge tumorkranker Patienten, die sog. "Basisdokumentation für Tumorkranke", erstellt. Nach mehrmonatigem Testlauf wurde die Version 1 seit 1979 an zahlreichen Krebsbehandlungsstellen praktisch erprobt. Seit 1981 wird eine leicht geänderte und erweiterte Fassung als sog. Version 2 auf breiter Basis eingesetzt.

Eine Beschreibung der Prinzipien und Verschlüsselungsanweisungen der Version 2 erschien 1983 als 3. Auflage der "Basisdokumentation für Tumorkranke" [25].

Die inzwischen in mehr als 8-jähriger Anwendung vielerorts gewonnenen praktischen Erfahrungen und die seitherigen Fortschritte der Datenverarbeitungstechnologie haben Anlaß zu der jetzt vorgelegten Revision gegeben.

Notwendigkeit der Überarbeitung

Die Daten der Basisdokumentation wurden in der Regel nachträglich aus den Krankenakten erhoben und dokumentiert. Die Basisdokumentation war damit für die Behandlungszentren eine zwar als notwendig angesehene, dennoch häufig aber als Belastung empfundene Zusatzaufgabe, die mit mehr oder weniger großem Engagement bewältigt wurde. In den letzten Jahren sind die Klinischen Register zunehmend bemüht, die Basisdokumentation stärker in den Behandlungsablauf zu integrieren und die Merkmale nicht mehr nachträglich, sondern behandlungsaktuell zu erfassen und zu speichern, so daß sie in weit stärkerem Maße als bisher zur Unterstützung der täglichen klinischen Tätigkeit (Behandlungsübersichten, Arztbriefschreibung) sowie zur Kommunikation zwischen den behandelnden Ärzten, Kliniken und Registern genutzt werden können.

Unter den genannten Gesichtspunkten erwies sich auch eine inhaltliche Revision der bisher erfaßten Merkmale als notwendig. Einige dieser Merkmale konnten im Hinblick auf die angestrebte Integration in den Behandlungsablauf nicht präzise genug dokumentiert werden, andere wiederum sprengten den notwendigerwese engen Rahmen einer Basisdokumentation (z.B. "Beruf", "Zahl der Geburten") oder aber enthielten redundante Information ("Zusatzangabe zur Seitenlokalisation"). Auch wurden einzelne Schlüssel wie z.B. der Karnofsky-Index als zu differenziert empfunden. Zusätzlich galt es, Unklarheiten bei der Datenerhebung zu beseitigen. So stellt beispielsweise die Vorgehensweise bei der Dokumentation von auswärts vor- und mitbehandelten Patienten, sogenannten "Quereinsteigern", ein nicht zu unterschätzendes Problem für die Register dar [31].

Die Inhalte der Basisdokumentation wurden von der Arbeitsgruppe daher unter folgenden Gesichtspunkten überarbeitet:

- Sind alle bisher erfaßten Merkmale notwendig ?
- Können sie inhaltlich ausreichend spezifiziert werden ?
- Sind weitere Merkmale erforderlich ?

Für die in der Neufassung getroffenen Festlegungen war vor allem von Bedeutung, inwieweit die ausgewählten Merkmale und deren Ausprägungen für eine in den Behandlungsablauf integrierte Basisdokumentation erforderlich sind.

Allgemeine Beschreibung
der Merkmale der Basisdokumentation

Die zu dokumentierenden Merkmale lassen sich nach folgenden Gesichtspunkten ordnen:

- Allgemeine Identifikationsdaten (inkl. Patientenstammdaten)
- Daten über die Erkrankung und den Zustand des Patienten
  - in der prätherapeutischen Phase (Diagnosedaten)
  - im Verlauf (Verlaufsdaten)
  - bei Abschluß der Betreuung (Abschlußdaten)
  - bei Autopsie nach Tod des Patienten (Autopsiedaten)
- Daten über vorgesehene und durchgeführte Maßnahmen (Therapiedaten)
- organisatorische Merkmale (Einbestelltermin etc.)

Ablauf der Basisdokumentation

Die Daten der Basisdokumentation werden bei allen Patienten erhoben, deren Tumorerkrankung in dem dokumentierenden Zentrum behandelt wird bzw. die während Diagnostik, Therapie oder Nachsorge von dem Zentrum betreut werden.

Alle Daten der Basisdokumentation können entweder über Erhebungsbögen (Muster s. Anhang) erfaßt oder, bei Verfügbarkeit entsprechender Hard- und Software, unmittelbar in ein Tumordokumentationssystem eingegeben werden.

Der Ablauf der Basisdokumentation wird in Abbildung 1 schematisch dargestellt.

Am Beginn steht die Erfassung der "Allgemeinen Identifikationsdaten" (Stammdaten). Sie umfassen alle Daten, die für die Identifikation und Beschreibung des Patienten und für die Kommunikation mit den an der Behandlung beteiligten Ärzten benötigt werden. Die Spezifikation dieser Daten ist weitgehend von strukturellen und anderen lokalen Gegebenheiten in den Tumorzentren und Onkologischen Schwerpunkten abhängig. In der Basisdokumentation werden deshalb nur wenige, unbedingt erforderliche Identifikationsdaten spezifiziert. Diese sind Bestandteil aller im folgenden beschriebenen Datensätze, bei deren Definitionen sie nicht mehr gesondert erwähnt werden.

Unter der Bezeichnung "Diagnosedaten" werden Daten erfaßt, die den prätherapeutischen Zustand und die Erkrankung des Patienten beschreiben. Die Diagnosedaten werden abgeschlossen durch die Angabe der vorgesehenen Maßnahmen und des Termins der Wiedervorstellung. Kommt der Patient erst in einer späteren Phase der Erkrankung in die Behandlung des Zentrums, sind die Diagnosedaten retrospektiv zu erfassen.

Zu den "Verlaufsdaten" gehören Angaben über die beim Patienten nach Abschluß der Diagnostik bzw. nach der letzten Untersuchung durchgeführten Maßnahmen. Weiterhin werden neue Befunde und Daten über den gegenwärtigen Zustand und den Krankheitsstatus des Patienten erfaßt. Wie bei den Diagnosedaten wird abschließend angegeben, welche weiteren Maßnahmen vorgesehen sind und wann und wo sich der Patient wieder vorstellen soll. Verlaufsdaten werden nach Abschluß von Erst- bzw. Folgebehandlungen oder anläßlich von Nachsorgeuntersuchungen erfaßt. Die Termine der

Nachsorgeuntersuchungen sind für viele Tumorerkrankungen in Nachsorgeprotokollen festgelegt.

Die eigentliche Therapiedokumentation erfolgt in den "Therapiedaten", deren Inhalte für die operative, Strahlen- und Chemotherapie standardisiert sind. Sie enthalten Daten über die Behandlung und deren Ergebnisse sowie über aufgetretene Behandlungsfolgen. Die Auswahl der Merkmale wird hier vor allem durch die angestrebte Integration in den Behandlungsablauf bestimmt.

In den "Abschlußdaten" wird dokumentiert, daß und warum der Patient aus der Betreuung des Behandlungszentrums ausgeschieden ist. Soweit ausreichende Informationen über den zwischenzeitlichen Verlauf vorhanden sind, werden zusammen mit den Abschlußdaten nochmals Verlaufs- und ggf. auch Therapiedaten erfaßt. Sind nicht Tod oder Heilung, sondern andere Gründe (Umzug, Ablehnung weiterer Betreuung) Anlaß für die Erhebung von Abschlußdaten, können später erneut Therapie- und Verlaufsdaten erhoben werden, falls der betreffende Patient in die Betreuung des Zentrums zurückkehrt.

Ergebnisse einer nach dem Tode des Patienten durchgeführten Autopsie werden in den "Autopsiedaten" festgehalten.

11

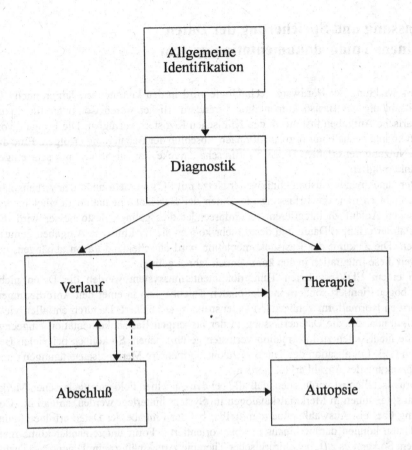

Abb. 1 Ablauf der Basisdokumentation: Die Basisdokumentation beginnt mit der Erfassung der "Allgemeinen Identifikationsdaten" (Stammdaten). Die "Diagnosedaten" charakterisieren den Zustand des Patienten vor Beginn der Behandlung. Kommt der Patient erst in einer späteren Phase (z.B. nach bereits erfolgter Therapie) zur Aufnahme, sind diese Daten retrospektiv zu erfassen. Schließt sich an die Diagnostik unmittelbar eine Therapie an, sind die entsprechenden "Therapiedaten" zu erfassen. Nach Abschluß der Therapie wird der Zustand des Patienten in den "Verlaufsdaten" beschrieben. Danach können sich weitere Therapieabschnitte anschließen. Bei unmittelbar aufeinanderfolgenden Therapiezyklen kann die Erfassung der "Verlaufsdaten" erst nach Abschluß aller Therapiezyklen zweckmäßig sein. Bei Übergang in die Nachsorge werden in Abhängigkeit von entsprechenden Nachsorgeprotokollen weitere "Verlaufsdaten" erhoben.

Bei Ausscheiden des Patienten aus der aktiven Betreuung des Tumorzentrums werden die "Abschlußdaten" erfaßt. Falls beim Tod des Patienten eine Autopsie durchgeführt wurde, sind "Autopsiedaten" zu erheben.

Falls der Patient nicht wegen Heilung oder Tod, sondern aus anderen Gründen (Umzug, Verweigerung usw.) aus der Betreuung ausgeschieden ist, können bei Wiederaufnahme der Betreuung weiter "Verlaufs-" und "Therapiedaten" auch nach Erhebung von "Abschlußdaten" erfaßt werden (gestrichelter Pfeil).

Erfassung und Speicherung der Daten
in einem Tumordokumentationssystem

Die Entwicklung der Hardware-Technologie wird in den kommenden Jahren auch die Arbeitsabläufe der Basisdokumentation verändern. Bisher waren Computer für dokumentarische Aufgaben fast nur in den Klinischen Registern verfügbar. Die Eingabe von Daten konnte deshalb nur retrospektiv nach Abschluß der Behandlung erfolgen. Eine direkte Nutzung der erfaßten Daten für klinische Zwecke war nicht oder nur sehr eingeschränkt möglich.

Der zunehmende Ausbau klinikweiter Netze mit PC's an mehr und mehr Arbeitsplätzen erlaubt es nun, die Erfassung der Daten der Basisdokumentation flexibel in den klinischen Ablauf zu integrieren. Je umfassender dies gelingt, desto besser wird die Qualität der erfaßten Daten und desto mehr können sie für klinische Aufgaben genutzt werden. Die Zukunft der Basisdokumentation wird entscheidend davon abhängen, inwieweit diese Integration in den kommenden Jahren gelingt.

In einem EDV-gestützten Tumordokumentationssystem werden die Daten nicht mehr bogenorientiert sondern in relationalen Datenbanken in einer den Anforderungen der dritten Normalform genügenden Datenstruktur gespeichert. Dadurch entfallen viele Restriktionen, die die Datenerfassung in der bisherigen Basisdokumentation eingeengt und die nicht selten zu Informationsverlusten geführt haben. So können bei vielen Befunden (z.B. Lokalisation des Tumors) zukünftig mehrere Merkmalsausprägungen ohne Beschränkung der Anzahl erfaßt werden.

Grundsätzlich ist vorgesehen, daß alle bei den einzelnen Feldern zugelassenen Merkmalsausprägungen in Merkmalskatalogen im System hinterlegt werden, so daß die Codierung über ein Auswahlmenue unmittelbar bei der Eingabe der Daten erfolgen kann. Die Daten können darüberhinaus in ablauforientierter Form untereinander kombiniert werden. So kann es z.B. bei chirurgischer Therapie zweckmäßig sein, Diagnose-, Therapie- und erste Verlaufsdaten zusammenzufassen, da diese Form der Erhebung dem chirurgischen Behandlungsablauf besser entspricht. Nach chirurgischer, radiologischer oder internistischer Therapie unterscheiden sich die anschließend zu erhebenden Verlaufsdaten. Um unnötige Abfragen zu vermeiden, wurden deshalb in der Basisdokumentation die nach Behandlungsabschluß zu dokumentierenden Verlaufsdaten den Therapiedaten zugeordnet und der vorangehenden Therapieform angepaßt.

Freitextliche Ergänzungen sollen in Tumordokumentationssystemen überall dort vorgesehen werden, wo sie zur Unterstützung der ärztlichen Tätigkeit (Arztbriefschreibung etc.) benötigt werden.

In vielen Zentren und Onkologischen Schwerpunkten wird die Erfassung der Daten noch über Bögen erfolgen. Dabei können die durch die neue Datenstruktur gegebenen Möglichkeiten nicht in allen Fällen ausgenutzt werden. Bei der Gestaltung von Erhebungsbögen sollte davon ausgegangen werden, daß die Codierung zukünftig zunehmend bei der Eingabe der Daten in den Rechner und nur noch ausnahmsweise auf den Bögen selbst erfolgen wird. Dadurch können Codierfelder weitgehend entfallen. Im Anhang werden deshalb neben den für die bisher übliche Erfassung und Codierung vorgesehenen Bögen auch Muster für vereinfachte und weniger aufwendige Datenerhebung vorgestellt.

Allgemeine Bemerkungen zur neuen Version der Basisdokumentation

Allgemeine Vereinbarungen

Linksbündige Verschlüsselung

Wird ein Feld durch eine eingetragene Notation nicht zur Gänze ausgefüllt, so ist diese innerhalb des Feldes immer linksbündig einzutragen.

Verwendung inhaltsbezogener Kürzel

Bisher wurden in der Basisdokumentation zur Codierung vor allem Ziffern verwendet. Bei dieser aus dem Zeitalter der Lochkarten stammenden Art der Codierung bestehen zwischen Merkmalsausprägungen und Notationen nur ausnahmsweise inhaltsbezogene Zusammenhänge. Dies erhöht die Gefahr falscher Zuordnungen, da sie nicht unmittelbar in der Codierung zu erkennen sind. So kann z.B. bei männlich = "1" und weiblich = "2" leichter eine Verwechslung erfolgen, als wenn "M" und "W" als Notation verwendet werden. Zur Erhöhung der Sicherheit der Codierung wurden deshalb den vorgesehenen Merkmalsausprägungen überall dort, wo es sinnvoll erschien, mnemotechnische (inhaltsbezogene) Kürzel zugeordnet. Dadurch soll die Fehlerrate bei der konventionellen, nicht durch window-orientierte Auswahlverfahren unterstützten Verschlüsselung verringert werden. Für unbekannte Inhalte beziehungsweise fehlende Angaben wird einheitlich "X" verwendet. Die Buchstaben "J" und "N" werden für Bejahung (ja, vorhanden) und Verneinung (nein, nicht vorhanden) reserviert und dürfen anderweitig nicht verwendet werden.

Fehlende Datumsangaben

Bei fehlenden Datumsangaben wurde bisher "99" eingetragen. Diese Codierung wird von Datenbanksystemen nicht akzeptiert, wenn für die Speicherung der Datentyp "Datum" verwendet wird. Die Anwendung dieses Datentyps ist zweckmäßig, da von den Systemen die Zulässigkeit jedes Datums automatisch bei der Erfassung geprüft wird. Darüberhinaus können mit diesem Datentyp wesentlich leichter Zeitintervalle berechnet werden.

Bei teilweise unbekanntem Datum soll zukünftig die jeweilige Periodenmitte angegeben werden, d.h. wenn nur der Monat bekannt ist, wird für den Tag "15" eingetragen, wenn nur das Jahr bekannt ist, werden Tag und Monat als "01.07." codiert.

Falls auch das Jahr unbekannt ist, muß das gesamte Feld frei bleiben.

Retrospektive Erhebungen bei sog. "Quereinsteigern"

Bei Patienten, die erst in fortgeschrittenem Erkrankungszustand und nach Vorbehandlung zur Aufnahme kommen und bei denen von den vorbehandelnden Institutionen keine Diagnosedaten vorliegen (sog. "Quereinsteiger"), sollen Diagnose- und ggf. auch Verlaufsdaten retrospektiv erfaßt werden. Das bedeutet, daß ein Teil der Diagnosedaten nicht nach dem gegenwärtigen, sondern nach dem Befund bei Diagnosestellung verschlüsselt werden. Bei der Beschreibung der Diagnosedaten (Kapitel 2) wird im einzelnen definiert, zu welchem Zeitbereich die jeweiligen Merkmalsausprägungen gehören. Verlaufsdaten beziehen sich hingegen immer auf den Zeitpunkt, an dem sie bekannt geworden sind, auch wenn dieser vor der Betreuung durch das eigene Zentrum liegt. Das Merkmal "Quelle der Angaben" weist auf die möglicherweise geringere Verläßlichkeit von retrospektiv erhobenen Daten hin.

Korrektur von Diagnosedaten

Bei Erfassung der Diagnosedaten kann es sein, daß wichtige Informationen über den Primärtumor noch nicht bekannt sind (z.B. Fernmetastasen bei unbekanntem Primärtumor). Werden diese Informationen später verfügbar, müssen die Diagnosedaten entsprechend korrigiert werden. Zur Kennzeichnung derartiger Daten wird ein neues Merkmal "Korrigierter Befund?" eingeführt. Die Zuordnung zur entsprechenden Tumorerkrankung ist durch die Tumoridentifikationsnummer gewährleistet.

Auflagen der Schlüssel

Bei der Basisdokumentation sollen generell nur anerkannte und standardisierte Schlüssel in der jeweils neuesten Auflage zur Anwendung kommen. Im Jahre 1994 liegen folgende Auflagen vor bzw. erscheinen in Kürze:

- Tumorlokalisationsschlüssel: 5. Auflage [24]
- ICD-O Morphologieteil: 2. Auflage [18] (deutsche Version als Tumor-Histologieschlüssel in Vorbereitung)
- TNM-Klassifikation: 4. Auflage, Revision 1992 [14]

Bei der International Classification of Diseases (ICD) der WHO ist in Deutschland derzeit noch die 9. Revision (ICD-9) [7] gültig. Die 10. Revision (ICD-10) ist bisher erst in der englischen Version [28] erschienen.

Die aus dem Jahre 1978 datierende International Classification of Procedures in Medicine (ICPM) [29] der WHO zur Codierung medizinischer Therapien und Prozeduren ist erst in den Niederlanden (ICPM-DE) [17] und später in Deutschland [11] aktualisiert worden.

In den Datensätzen der Basisdokumentation muß die Auflage des jeweils verwendeten Schlüssels vermerkt werden. Diese Angabe wird in der Regel automatisch von der Dokumentationssoftware hinzugefügt.

Nicht mehr als notwendig angesehene Merkmale

Für die Dokumentation in klinischen Registern wurden die nachfolgend aufgeführten Merkmale der alten Basisdokumentation nicht mehr als notwendig angesehen, da sie entweder redundant waren, für klinische Zwecke nicht unmittelbar benötigt wurden oder im klinischen Umfeld nicht verläßlich genug erhoben werden konnten. Zu diesen Merkmalen gehören:

Beruf

Für die Beurteilung beruflicher Risiken sind ausführliche Tätigkeitsanamnesen erforderlich, die konsequenterweise auch private Tätigkeiten mit den damit verbundenen Risiken erfassen müßten und außerdem nur bei einem Teil der Tumorerkrankungen eine Rolle spielen. Im Rahmen der Basisdokumentation ist der Aufwand hierfür im allgemeinen zu hoch. Der Beruf soll deshalb zukünftig nicht mehr erfaßt werden.

Zahl der Lebendgeburten

Die Erfassung dieses Merkmals in der Basisdokumentation wird ebenfalls als nicht erforderlich angesehen, da es nur für bestimmte gynäkologische Tumoren von Bedeutung ist. Bei diesen Tumoren kann die Zahl der Geburten im Rahmen der organspezifischen Dokumentationen berücksichtigt werden.

Rauchen

Rauchgewohnheiten sollen im Rahmen der Basisdokumentation nicht erfaßt werden.

Diagnosesicherung

Dieses Merkmal entfällt, da die Inhalte durch die TNM-Klassifikation (C-Faktor) bzw. die Tumorhistologie präziser ausgedrückt werden.

Eine differenzierte Klassifikation der Tumorhistologie setzt im allgemeinen eine feingewebliche Untersuchung voraus. Tumoren, die nur zytologisch bestätigt sind, werden nach ICD-O mit "8001/3" (maligne Tumorzellen) verschlüsselt Bei Tumoren ohne zytologische oder histologische Sicherung ist das Feld für die Tumorhistologie freizulassen.

Zusatzangabe zur Seitenlokalisation

Die in der 3. Auflage der Basisdokumentation [25] noch vorgesehene "Zusatzangabe zur Seitenlokalisation" entfällt.

Staatsangehörigkeit

Die Staatsangehörigkeit soll im Rahmen der Basisdokumentation nicht erfaßt werden.

Zusammenarbeit mit bevölkerungsbezogenen Krebsregistern

Die Aussagen über die vorangehenden, nicht mehr in die Basisdokumentation aufgenommenen Merkmale treffen für die Klinischen Register nach wie vor zu. Für einzelne Merkmale hat sich jedoch eine neue Situation ergeben. Ende 1992 wurde das Krebsregistersicherungsgesetz zur Fortführung des bevölkerungsbezogenen Registers der ehemaligen DDR verabschiedet. Inzwischen liegt auch ein Entwurf für ein Bundeskrebsregistergesetz des Bundesministers für Gesundheit vor. Insbesondere im Krebsregistersicherungsgesetz ist die Erfassung einiger neuer, bisher nicht berücksichtigter Merkmale (z.B. Verdacht auf Krebserkrankung durch Berufsausübung, Krebserkrankung bei Blutsverwandten) sowie von eliminierten Merkmalen (Beruf) vorgesehen. Auch der Entwurf des Bundeskrebsregistergesetzes enthält eine ausführliche Erfassung der Berufsanamnese.

Zwischen klinischen und bevölkerungsbezogenen Registern wird eine enge Zusammenarbeit angestrebt, für die in den vorliegenden Gesetzen bzw. Gesetzentwürfen die Grundlagen geschaffen werden sollen. Nach Regelung der Voraussetzungen für die Übermittlung können die Daten klinischer Register angesichts des durch die behandlungsnahe Datenerhebung gegebenen hohen Qualitätsstandards einen Grundstock für die Datenerhebung in bevölkerungsbezogenen Registern bilden. Die Zusammenarbeit wird aber nur dann reibungslos erfolgen, wenn alle wesentlichen, von den bevölkerungsbezogenen Registern verlangten Daten von den Klinischen Registern übermittelt werden können. Der Datensatz der Klinischen Register, die regelmäßig an bevölkerungsbezogene Register berichten, kann deshalb im Rahmen der Basisdokumentation um die benötigten Merkmale erweitert werden. Die im Krebsregistersicherungsgesetz vorgesehenen zusätzlichen Merkmale werden deshalb mit Verweisen auf die empfohlenen Schlüssel im Anschluß an die allgemeinen Identifikationsdaten aufgeführt (siehe 1.8).

Neu eingeführte Merkmale

Tumoridentifikationsnummer

Bei Patienten mit mehreren Tumoren wird in Zukunft die Zuordnung der zu einem Tumor gehörenden Datensätze mit einer Tumoridentifikationsnummer gekennzeichnet, die bei "1" für den ersten *dokumentierten* Tumor beginnt.

Anlaß der Erfassung

Dieses Merkmal wird eingeführt, um zwischen Patienten differenzieren zu können, die zur primären Diagnostik oder Therapie kommen, und solchen, die erst in einer späteren Phase der Erkrankung anläßlich einer Nachsorgeuntersuchung, Zusatz- oder Weiterbehandlung oder wegen eines Rezidivs erstmals im Register erfaßt werden (sog. "Quereinsteiger").

Die Merkmalsbezeichnung "Anlaß der Erfassung" war bereits in der bisher gültigen Tumorbasisdokumentation [25] enthalten. Das damit bezeichnete Merkmal wurde jedoch umbenannt und heißt jetzt treffender "Anlaß für den Arztbesuch".

Quelle der Angaben

Dieses Merkmal wird eingeführt, um Daten zu kennzeichnen, die von anderen Institutionen übernommen wurden. Es wird dokumentiert, aus welcher Quelle die jeweiligen Angaben stammen.

Korrigierter Befund

Unter bestimmten Umständen kann es notwendig sein, bestehende Diagnosedaten zu korrigieren. Hierzu siehe unter "Allgemeine Vereinbarungen - Korrektur von Diagnosedaten" (Seite 14).

Histopathologisches Grading

Das histopathologische Grading des Tumors soll nach den Empfehlungen von WHO und UICC erfaßt werden (s. hierzu 2.13).

Veränderungen der inhaltlichen Spezifikationen

Allgemeiner Leistungszustand und Lebensqualität

Der Leistungszustand des Patienten soll, wie bisher, regelmäßig während des gesamten Verlaufs der Tumorerkrankung erfaßt werden.

Für die Codierung soll anstelle des Karnofsky-Index zukünftig jedoch der Schlüssel der "Eastern Cooperative Oncology Group" (ECOG) [1] zur Anwendung kommen. Dieser Schlüssel weist im Vergleich zum Karnofsky-Index weniger und leichter abgrenzbare Kategorien auf.

Der ECOG-Schlüssel lautet:

0 = Normale, uneingeschränkte Aktivität wie vor der Erkrankung

1 = Einschränkung bei körperlicher Anstrengung, aber gehfähig; leichte körperliche Arbeit bzw. Arbeit im Sitzen (z.B. leichte Hausarbeit oder Büroarbeit) möglich

2 = Gehfähig, Selbstversorgung möglich, aber nicht arbeitsfähig; kann mehr als 50% der Wachzeit aufstehen

3 = Nur begrenzte Selbstversorgung möglich, ist 50% oder mehr der Wachzeit an Bett oder Stuhl gebunden

4 = Völlig pflegebedürftig, keinerlei Selbstversorgung möglich; völlig an Bett oder Stuhl gebunden

X = Unbekannt

Für eine eventuelle Umcodierung von Karnofsky-Befunden in den ECOG-Code wird der 1988 vom AJCC vorgeschlagene Umsteigeschlüssel empfohlen:

Original-Karnofsky (%)	Modifizierter Karnofsky (bisher. Basisdok.)	ECOG
90-100	0, 1	0
70- 80	2	1
50- 60	3, 4	2
30- 40	5, 6	3
10- 20	7, 8	4

Für die Beurteilung des Therapieerfolges gewinnt neben der Erfassung des Leistungszustandes die Bestimmung der Lebensqualität des Patienten zunehmend an praktischer Bedeutung, weil jetzt Instrumente zur Messung der Lebensqualität verfügbar sind. Therapiestudien sollten heute nicht mehr ohne die Erfassung der Lebensqualität durchgeführt werden. Aus diesem Grund soll die Lebensqualität auch in der Basisdokumentation berücksichtigt werden. Diese Erweiterung der Dokumentation entspricht den Empfehlungen des Deutschen Ärztetages von 1993, auf dem der Gesichtspunkt der Qualitätssicherung besonders herausgestellt wurde.

Die Lebensqualität kann zuverlässig nur vom Patienten selbst beurteilt werden. Hierfür wurden eine Reihe von Meßinstrumenten (vorwiegend Fragebögen, zum Teil auch Interviews) entwickelt und in langjährigen Studien getestet. Eines der am besten entwickelten Instrumente ist der von der EORTC vorgeschlagene Fragebogen EORTC-QLQ C30, der 30 Fragen enthält, speziell für Tumorpatienten entwickelt wurde und die Lebensqualität in 5 Dimensionen sowie die häufigsten Symptome von Tumorpatienten erfaßt[1]. Der Bogen ist für interessierte Register in Anhang 2 als Bogen 16 enthalten.

---

[1]Aaronson, N. K., Ahmedzai, S., Bergman, B., Bullinger, M., Cull, A., Duez, N.J., Filiberti, A., Flechtner, H., Fleishman, S. B., de Haes, J. C. J. M., Kaasa, S., Klee, M., Osoba, D., Razavi, D., Rofe, P. B., Schraub, S., Sneeuw, K., Sullivan, M., Takeda, F. for the European Organization for Research and Treatment of Cancer Study Group on Quality of Life: The European Organization for Research and Treatment of Cancer QLQ-C30: A Quality-of-Life Instrument for Use in International Clinical Trials in Oncology. J. Nat. Cancer Inst. 85 (1993) 365-376

Seine Anwendung und Auswertung in einem Tumorzentrum setzt jedoch Erfahrung oder gründliche Schulung der Mitarbeiter voraus. Alle Rechte an diesem Bogen liegen bei der European Organization for Research and Treatment of Cancer (EORTC, s. S. 114).

Lokalisation des Primärtumors

Die Lokalisation des Primärtumors wird nach den Verschlüsselungsrichtlinien des Tumorlokalisationsschlüssels [24] codiert. Bei Ausbreitung des Tumors auf mehrere Bereiche können zusätzliche Lokalisationen erfaßt werden, was z.B. für Arztbriefe und Behandlungsübersichten zur Vermeidung von Informationsverlusten wünschenswert sein kann.

Seitenlokalisation

Die Seitenlokalisation kann zukünftig auch bei unpaaren Organen, z.B. zur Kennzeichnung eines Schilddrüsenlappens, angewandt werden.

TNM-Klassifikation

In der Basisdokumentation wurden bisher klinische und pathologische TNM-Befunde in getrennten Feldern erfaßt. Dabei entstanden Schwierigkeiten, wenn Teile des Befundes, z.B. Primärtumor und Lymphknoten, nach pathologischen Befunden, andere Teile z.B. Fernmetastasen, nur nach klinischen Untersuchungen beurteilbar waren.

In Zukunft wird entsprechend den Richtlinien der UICC beim klinischen Befund für Primärtumor, regionäre Lymphknoten und Fernmetastasen der Grad der Diagnosesicherung durch den jeweiligen Certainty-Faktor (C-Faktor) angegeben. Dabei wird für T, N und M der jeweils höchste zutreffende C-Faktor eingetragen. So können für die Klassifikation von Primärtumor, Lymphknoten- und Fernmetastasen unterschiedliche C-Faktoren zutreffend sein.

Beim pathologischen pTNM ist die Angabe eines C-Faktors ohne Bedeutung und kann entfallen, da nach den Regeln der UICC festgelegt ist, welche Voraussetzungen für die Klassifikation von pT, pN und pM erfüllt sein müssen. Das pTNM kann bei einigen Fällen bereits bei der Erfassung der Diagnosedaten, also prätherapeutisch, angegeben werden (z.B. histologische Sicherung des Übergreifens auf Nachbarorgane durch endoskopische Biopsie oder mikroskopische Sicherung von Fernmetastasen noch vor Therapie). In den meisten Fällen können pT und pN aber erst nach Tumorresektion festgelegt werden. Dann kann der klinische TNM-Befund mit den Diagnosedaten und der pathologische TNM-Befund mit den ersten operativen Therapiedaten bzw. Verlaufsdaten erfaßt werden.

Tumorrezidive werden in der TNM-Formel durch das vorangestellte "r"-Symbol gekennzeichnet.

Lokalisation von Fernmetastasen

Die Verschlüsselung der Lokalisation von Fernmetastasen erfolgt nach dem in der TNM-Klassifikation [14] angegebenen dreistelligen Kurzschlüssel. Bei generalisierter Metastasierung kann der Schlüssel "GEN" (generalisiert) verwendet werden. Wenn eine genauere Codierung der Fernmetastasenlokalisation gewünscht wird, soll zusätzlich der Tumorlokalisationsschlüssel Anwendung finden.

Tumorhistologie

Die Verschlüsselung der Tumorhistologie erfolgt nach der 2. Auflage der ICD-O [18], deren deutsche Ausgabe in Vorbereitung ist.

Innerhalb eines Tumors können unterschiedliche histologische Strukturen vorhanden sein. Die Empfehlungen der WHO (sogen. "Blaue Bücher") zeigen im einzelnen, wie in solchen Fällen die Klassifikation und die Verschlüsselung erfolgen soll. Nach diesen Regeln sind nur in wenigen Fällen Verschlüsselungen mehrerer Befunde notwendig.

Bei pluriform gebauten Tumoren, für die die WHO nur **eine** Codierung nach ICD-O vorsieht, können bei Bedarf (z.B. für Arztbriefe oder Behandlungsübersichten) die zusätzlich beobachteten histologischen Komponenten im Klartext beschrieben werden. Hierfür ist eine Codierung nach ICD-O nicht zulässig.

Liegen mehrere **synchrone** Primärtumoren vor, müssen diesen Tumoren verschiedene Tumoridentifikationsnummern zugeordnet werden. Für jeden Tumor müssen die Diagnosedaten getrennt und mit der entsprechenden Tumorhistologie erfaßt werden.

Folgeerkrankungen und Folgezustände
sowie Nebenwirkungen und Komplikationen der Behandlung

Folgeerkrankungen sind Erkrankungen, die direkt als tumorabhängig oder als Folge der Therapie anzusehen sind und den Patienten *schwerwiegend und länger anhaltend* beeinträchtigen.

Folgezustände sind Folgen der Therapie, die nicht als Erkrankungen eingestuft werden können, die aber trotzdem das Leben des Patienten *schwerwiegend und länger anhaltend* beeinflussen. Beispiele sind Prothesen oder Stomata nach chirurgischer Therapie.

Komplikationen sind Ereignisse, die die Operation bzw. die postoperative Phase ungünstig beeinflussen.

Nebenwirkungen sind unerwünschte Wirkungen bei Anwendung von Arzneimitteln oder ionisierenden Strahlen. Sie sollen im allgemeinen in den Daten der entsprechenden Therapie festgehaltenen werden. Im Falle einer kombinierten Strahlen- und Chemotherapie sollen diejenigen Nebenwirkungen, die nicht eindeutig einer der beiden Behandlungsformen zuzuordnen sind, bei beiden eingetragen werden.

Operationskomplikationen sowie Folgeerkrankungen und Folgezustände sollen generell im Klartext festgehalten, daneben aber auch nach den im Anhang angeführten Schlüsseln II bzw. IV und V codiert werden. Die Verschlüsselung von Nebenwirkungen der Strahlen- und Chemotherapie erfolgt nach dem WHO-Schlüssel für Art und Grad der Nebenwirkungen [16, 30] (s. Schlüssel III im Anhang).

1 Allgemeine Identifikationsdaten (inkl. Patientenstammdaten) sowie Daten für bevölkerungsbezogene Register

Die Allgemeinen Identifikationsdaten umfassen alle Daten, die für die Identifikation und Beschreibung des Patienten, seines Tumors und für die Kommunikation mit den an der Behandlung des Patienten beteiligten Ärzten benötigt werden.

Die folgenden Merkmale werden einheitlich auf jedem Erhebungsbogen vorgesehen und erfaßt. Sie werden daher bei den einzelnen Erhebungen (Diagnose-, Therapie-, Verlaufs-, Abschluß- und Autopsiedaten) nicht mehr gesondert erwähnt.

Die Spezifikation der Patientenidentifikationsnummern und der zentrumsinternen Kennzeichen bleibt den Zentren selbst überlassen. Für zentrumsübergreifende Auswertungen muß allerdings das Format koordiniert werden.

Die Art der Erfassung anderer Identifikationsdaten wie Name und Anschrift des Patienten, Anschriften der mitbehandelnden Ärzte und Kliniken o. ä., die auf den Erfassungsbögen aufgeführt sind, bleibt ebenfalls den Zentren überlassen.

1.1 Patientenidentifikationsnummer (PatID)

Dieses Merkmal identifiziert den Patienten, dem die gespeicherten Daten zugeordnet werden sollen. Die PatID muß für den einzelnen Patienten unverändert bleiben und ist so zu wählen, daß für jeden Patienten eine eineindeutige Zuordnung gesichert ist.

Da zur Identifizierung des Patienten in den verschiedenen Kliniken unterschiedliche Codierungssysteme in Gebrauch sind, können hier keine weiteren allgemeinverbindlichen Anweisungen für den Aufbau des Patientenidentifikations-Codes gegeben werden. Die Codierung dieses Items soll im Interesse der Beachtung der Datenschutzproblematik von jeder Dokumentationsstelle in eigener Regie vorgenommen werden. In der Regel wird dabei wohl das gleiche Code-System wie zur Patientendokumentation in den Krankenblättern bzw. in Krankenhausinformationssystemen verwendet werden.

1.2 Geschlecht

Der Mnemocode lautet:

M = Männlich
W = Weiblich

1.3 Geburtsdatum

Erfaßt werden Tag (zweistellig), Monat (zweistellig) und Jahr (vierstellig) der Geburt. Bei Anonymisierung der Datensätze (z.B. für zentrumsübergreifende Auswertungen) darf nur das Geburtsjahr übermittelt werden.

1.4 Tumoridentifikationsnummer

Bei Vorliegen mehrerer syn- bzw. metachroner Tumoren bei einem Patienten wird jedem dokumentierten, eigenständigen Tumor in aufsteigender Folge, beginnend bei "1", eine Zahl zugeordnet, die Tumoridentifikationsnummer, die den Tumor eindeutig kennzeichnet.

Von dieser Regel gibt es eine wichtige Ausnahme: Bei Verlaufs- und Abschlußdaten kann es vorkommen, daß Befunde nicht eindeutig einem der vorliegenden Tumoren zugeordnet werden können. In solchen Fällen wird anstelle der Tumoridentifikationsnummer "A" (Alle) eingetragen.

1.5 Zentrumskennzeichen

Dieses Merkmal dient der Zuordnung der Daten zu dem erhebenden Zentrum . Das Zentrumskennzeichen wird in Vereinbarung mit der Arbeitsgruppe zur Koordination Klinischer Krebsregister in Gießen vergeben.

1.6 Zentrumsinternes Kennzeichen

Innerhalb eines Zentrums zeigt das zentrumsinterne Kennzeichen die Herkunft der Daten aus einzelnen Abteilungen oder Kliniken an. Die zentrumsinternen Kennzeichen werden durch die Zentren selbst vergeben.

1.7 Fachrichtung

Das Feld beschreibt, aus welcher Fachrichtung die erhobenen Daten stammen. Da die Daten eines Patienten aus mehreren Abteilungen stammen können, ist es als Mehrfachfeld vorgesehen, so daß alle beteiligten Abteilungen erfaßt werden können.

Der Mnemocode für die Fachrichtungen lautet:

ALL	=	Allgemeinmedizin
AUG	=	Augenheilkunde
CGE	=	Gefäßchirurgie
CHE	=	Herzchirurgie
CKI	=	Kinderchirurgie
CNE	=	Neurochirurgie
CON	=	Chirurgie (onkologische)
CPL	=	Plastische Chirurgie
CTH	=	Thoraxchirurgie
CUN	=	Unfallchirurgie
CVI	=	Viszeralchirurgie
DER	=	Dermatologie
GYN	=	Gynäkologie
HNO	=	Hals-Nase-Ohren-Heilkunde
IAL	=	Allgemeine Innere Medizin
IEN	=	Endokrinologie
IGA	=	Gastroenterologie
IHA	=	Hämatologie
IKA	=	Kardiologie, Angiologie
INE	=	Nephrologie
ION	=	Onkologie (internistische)
IPS	=	Psychosomatische Medizin
IPU	=	Pulmologie
MKG	=	Mund-, Kiefer- und Gesichtschirurgie
NEU	=	Neurologie
NPA	=	Neuropathologie
NUK	=	Nuklearmedizin
ORT	=	Orthopädie
PAD	=	Pädiatrie
PAT	=	Pathologie
PSY	=	Psychiatrie
RAD	=	Radiodiagnostik
RAT	=	Radiotherapie
URO	=	Urologie
SON	=	Sonstige

1.8 Daten für die Übermittlung an bevölkerungsbezogene Register nach dem Krebsregistersicherungsgesetz

Im Krebsregistersicherungsgesetz ist in den bevölkerungsbezogenen, epidemiologischen Krebsregistern auch die Erfassung und Speicherung der nachfolgend aufgeführten, nicht in der Basisdokumentation enthaltenen Daten vorgesehen. Klinische Krebsregister, die Daten an epidemiologischen Register übermitteln, sollten im Rahmen der Basisdokumentation die nachfolgenden Merkmale zusätzlich erfassen. Da der Merkmalskatalog des Krebsregistersicherungsgesetz ein Maximalprogramm darstellt, ist mit dem zuständigen epidemiologischen Register zu klären, welche Merkmale tatsächlich benötigt werden.

1.8.1 Anzahl der Geburten

Die Zahl der Lebend-, Tot- und Fehlgeburten wird getrennt erfaßt. Ist die Anzahl unbekannt, wird jeweils "X" (unbekannt) codiert.

1.8.2 Raucheranamnese

N =   Nie geraucht
E =   Ex-Raucher
R =   Raucher
X =   Unbekannt

Im Falle von "E" und "R" werden Art, Umfang und Dauer der Raucheranamnese im Klartext angegeben.

1.8.3 Letzter Beruf

Diese Angabe erfolgt in Klartext. Falls unbekannt, bleibt das Feld leer.

1.8.4 Am längsten ausgeübter Beruf

Diese Angabe erfolgt ebenfalls in Klartext. Falls unbekannt, bleibt das Feld leer.

1.8.5 Verdacht auf Krebserkrankung durch Berufsausübung

N =   Nein
J =   Ja
X =   Unbekannt

Bei "J" sollte anschließend Art, zeitlicher Beginn und Dauer der verdächtigen beruflichen Exposition im Klartext angegeben werden.

1.8.6 Krebserkrankung bei Blutsverwandten

N =   Nein, keine Krebserkrankung bei Blutsverwandten bekannt
K =   Ja, bei Kindern
G =   Ja, bei Geschwistern
E =   Ja, bei den Eltern
O =   Ja, bei Großeltern
A =   Ja, bei anderen Blutsverwandten
M =   Ja, mehrfach bei Blutsverwandten
X =   Unbekannt

Alternativ zu "K", "G", "E", "O" und "A" kann der Verwandtschaftsgrad des Erkrankten ("1", "2" oder "3") angegeben werden. Nähere Angaben erfolgen im Klartext.

2 Diagnosedaten (früher: Ersterhebung)

Diagnosedaten enthalten Informationen über die Tumorerkrankung des Patienten zum Zeitpunkt der Diagnosestellung sowie anamnestische Angaben. Sie werden bei auswärtig diagnostizierten oder vorbehandelten Patienten retrospektiv erfaßt bzw. von der vorbehandelnden Institution übernommen In den operativen Fachgebieten kann die primäre Diagnostik unter Umständen erst nach Durchführung der Primärtherapie abgeschlossen werden.

2.1 Aufnahmedatum

Hier soll das Datum der ersten Aufnahme des Patienten in die jetzt dokumentierende onkologische Einrichtung wegen der aktuellen Tumorerkrankung eingetragen werden. Dieses Datum markiert den Beginn der Betreuung des Patienten durch das Zentrum. Erfaßt werden Tag (zweistellig), Monat (zweistellig) und Jahr (vierstellig).

2.2 Quelle der Angaben

Die erfaßten Daten stammen im Regelfall aus dem eigenen Zentrum. Sie können jedoch auch von anderen Einrichtungen übermittelt werden, wenn entsprechende diagnostische oder therapeutische Maßnahmen vorangegangen sind. Der Schlüssel lautet:

E = Eigenes Zentrum
R = Anderes Register
K = Andere Klinik (außerhalb des eigenen Zentrums)
A = Niedergelassener Arzt
M = Meldeamt
S = Sonstige
X = Unbekannt

Falls die Angaben von anderen Kliniken, Registern oder niedergelassenen Ärzten übernommen wurden, sollte deren Adresse im Klartext erfaßt werden.

2.3 Korrektur bereits erfaßter Daten

Bei Erfassung der Diagnosedaten können unter gewissen Umständen wichtige Angaben über den Primärtumor noch nicht bekannt sein (z.B. Fernmetastasen bei unbekanntem Primärtumor). Sollten diese Informationen später verfügbar werden, müssen die Diagnosedaten nochmals erhoben werden. Derartig modifizierte Daten sind durch "J" im Item "Korrigierter Befund" sowie durch das Korrekturdatum zu kennzeichnen.

2.3.1 Korrigierter Befund?

J = Ja, es handelt sich um die Modifikation bereits vorhandener Daten
N = Nein, keine Korrektur

2.3.2 Korrekturdatum

Hier werden Tag, Monat und Jahr des Bekanntwerdens der neuen Information eingetragen.

2.4 Anlaß der Erfassung von Diagnosedaten

Der Anlaß der Erfassung gibt an, in welcher Phase der Erkrankung der Patient zur Betreuung durch das Zentrum aufgenommen worden ist. Bei jeder Behandlung und Betreuung werden in gewissem Umfang diagnostische Maßnahmen durchgeführt. Diagnostische Maßnahmen sind deshalb bei den Kürzeln "E", "W" und "S" enthalten. Die Merkmalsausprägung "D" (Diagnostik) bedeutet, daß innerhalb des Zentrums **nur** die Diagnostik durchgeführt wurde und der Patient zur Weiterbehandlung in eine andere Klinik verlegt worden ist.

E = Erstbehandlung
W = Weiterbehandlung
S = Symptomatische Therapie
L = Nachsorge / Langzeitbetreuung
D = Diagnostik
A = Anderes
X = Unbekannt

2.5 Tumorausprägung

Verschlüsselt wird die Tumorausprägung, die bei der Aufnahme im Vordergrund des Krankheitsgeschehens gestanden hat.

T = Primärtumor
P = Primärtumorrezidiv
L = Lymphknotenrezidiv
R = Lokoregionäres Rezidiv
M = Fernmetastase(n)
B = Lokoregionäres Rezidiv und Fernmetastase(n)
G = Generelle Progression des Krankheitsbildes

Der Schlüssel "R = Lokoregionäres Rezidiv" wird dann angewandt, wenn eine Unterscheidung zwischen Primärtumor- und Lymphknotenrezidiv nicht möglich ist. "G = Generelle Progression" wird verschlüsselt, wenn eine Unterscheidung zwischen lokoregionärem Rezidiv und Fernmetastase(n) nicht möglich ist (z.B. bei Hämoblastosen).

2.6 Datum der ersten ärztlichen Tumor(verdachts)diagnose

Erfaßt wird der Zeitpunkt, an dem diese Tumorerkrankung erstmals ärztlich diagnostiziert bzw. eine Verdachtsdiagnose geäußert worden ist. Das Datum charakterisiert den Beginn der medizinischen Auseinandersetzung mit dieser Tumorerkrankung, unabhängig von dem Aufnahmedatum in das jetzt behandelnde oder betreuende Zentrum.

2.7 Anlaß für den Arztbesuch

Hier wird der Anlaß verschlüsselt, der den Patienten wegen der aktuellen Tumorerkrankung **erstmals** in ärztliche Behandlung geführt hat. Der Schlüssel lautet:

T = Tumorsymptomatik führte zum Arzt
F = Gesetzliche Früherkennungsmaßnahme
V = Nichtgesetzliche Vorsorgeuntersuchung
S = Selbstuntersuchung
L = Nachsorgeuntersuchung / Langzeitbetreuung
A = Andere Untersuchung
X = Unbekannt

2.8 Frühere Tumorerkrankungen

Der Schlüssel lautet:

N = Nein (der dokumentierte Tumor ist die erste Tumorerkrankung)
J = Ja (es gibt bereits Tumorerkrankungen in der Vorgeschichte)
X = Unbekannt

Falls "J"=Ja (Tumorerkrankung in der Vorgeschichte) verschlüsselt wurde:

Angabe der Tumorlokalisation (nach Lokalisationsschlüssel) und des Erkrankungsjahres im Freitext.

2.9 Lokalisation des Primärtumors

Die Lokalisation des Primärtumors wird nach dem Tumorlokalisationsschüssel [24] erfaßt. Obligat wird die entsprechende Primärlokalisation verschlüsselt. Fakultativ sind in den zur Verfügung stehenden Mehrfachfeldern zusätzliche Lokalisationsangaben möglich, z.B. in Fällen mit Übergreifen auf benachbarte Organe.

Beispiele (Notationen nach Tumorlokalisationsschlüssel, 5. Auflage):

Kolonkarzinom mit Übergreifen auf den Magen
Primärlokalisation: C 18.4   (Colon transversum)
zusätzl. Lokalisation: C 16.2   (Magenkorpus)

Magenkarzinom, das vom Korpus bis zur Kardia reicht und auf den Ösophagus übergreift
Primärlokalisation: C 16.8   (Magen, mehrere Teilbereiche)
zusätzl Lokalisationen: C 16.0   (Kardia),
                             C 16.1   (Fundus),
                             C 16.2   (Korpus),
                             C 15.5   (Ösophagus, unteres Drittel)

Lymphom Stadium IIE (oberhalb des Zwerchfells mit Lungenbefall)
Primärlokalisation: C 77.8   (Lymphknoten mehrerer Regionen)
zusätzl. Lokalisationen: C 77.07   (supraklavikulär),
                             C 77.14   (tracheobronchial),
                             C 34.1   (Oberlappen)

Multizentrisch gewachsenes Mammakarzinom der beiden oberen Quadranten
Primärlokalisation: C 50.8   (Mamma, mehrere Teilbereiche)
zusätzl. Lokalisationen: C 50.2   (oberer innerer Quadrant),
                             C 50.4   (oberer äußerer Quadrant)

2.10 Seitenlokalisation

Die Seitenlokalisation gibt bei paarigen Organen die befallene Seite an. Sie kann zukünftig auch bei unpaaren Organen angewendet werden (z.B. "rechter Schilddrüsenlappen" oder "laterale Blasenwand links").

R = Rechts
L = Links
B = Beidseits
M = Mittellinienzone
S = Systemerkrankung
X = Unbekannt

Die Mittellinienzone umfaßt einen 4 cm breiten Bereich entlang der Medianlinie bis zu 2 cm rechts und links von der Mittellinie.

2.11 Tumorhistologie

Die Codierung der Tumorhistologie erfolgt nach dem Morphologieteil der 2. Auflage der ICD-O [18].

Hilfestellung bei der Dokumentation der histologischen Befunde gibt die von der WHO herausgegebene "International Histological Classification of Tumours" (sog. blaue Bücher). Für die Verschlüsselung sind die Angaben in den einzelnen Bänden der 2. Auflage verbindlich. Für Tumoren, bei denen bisher nur eine 1. Auflage herausgegeben wurde, ist weiterhin das "Coded Compendium of the International Histological Classification of Tumours" (1978) maßgebend. In den vor 1991 erschienenen WHO-Publikationen werden jedoch die Schlüsselnummern der 1. Auflage der ICD-O verwendet. Eine Anpassung an die Schlüsselnummern der 2. Auflage der ICD-O [18] ist in jedem Fall erforderlich.

Innerhalb eines Tumors können unterschiedliche histologische Strukturen vorhanden sein. Die Empfehlungen der WHO in den sogen. blauen Büchern (s.o.) regeln im einzelnen, wie in solchen Fällen die Klassifikation und die Verschlüsselung zu erfolgen hat. Im allgemeinen wird hierfür nur ein Feld benötigt. Nach dem derzeitigen Stand (Anfang 1994) sind lediglich für die nachfolgend angeführten beiden Fälle zwei Felder erforderlich:

Lunge   Kombiniertes Haferzellkarzinom, z.B. Hafer- und Plattenepithelkarzinom (ICD-O 8042/3 und 8070/3)

Mamma: Kombinationen von nicht-invasiven und invasiven Karzinomen (z.B. invasives duktales Karzinom mit überwiegender intraduktaler Komponente - ICD-O 8500/3 und 8500/2 - oder intraduktales papilläres Karzinom mit Invasion - ICD-O 8503/3 und 8503/2) sowie die seltenen Mischtypen von Karzinomen mit Metaplasie (z.B. Plattenepithel- und Spindelzelltyp - ICD-O 8570/3 und 8572/3 - oder Plattenepitheltyp und knorpelig-knöcherner Typ - ICD-O 8570/3 und 8571/3).

Nur für diese Fälle ist derzeit für die Tumorhistologie die Angabe zweier Code-Nummern vorgesehen.

Bei pluriform gebauten Tumoren, für die die WHO nur **eine** Codierung nach ICD-O vorsieht, können bei Bedarf, z.B. für Arztbriefe oder Behandlungsübersichten, die beobachteten Komponenten im **Klartext** beschrieben werden. Hierfür ist eine Codierung nach ICD-O nicht zulässig.

Liegen mehrere synchrone Primärtumoren vor, müssen die Daten für jeden dieser Tumoren (gekennzeichnet durch unterschiedliche Tumoridentifikationsnummern) gesondert dokumentiert werden.

2.12 Bestätigung der Tumorhistologie durch andere Institution

Bei histologischer Diagnose und Grading wird die Dokumentation der Konsultation anderer Pathologen als wesentlicher Teil der Qualitätssicherung angesehen [6].

Bestätigung der Tumorhistologie durch andere Institution:

N = **Nein**
R = **Register oder Referenzpathologie einer Studie**
A = **Anderes Pathologisches Institut**
B = **Beides (R und A treffen zu)**

2.13 Histopathologisches Grading

Die Klassifikation der Histomorphologie umfaßt neben der Bestimmung des histologischen Tumortyps (s. 2.11) für die meisten soliden Tumoren auch das histopathologische Grading. Hierbei werden Tumoren eines bestimmten Typs nach ihrem Differenzierungsgrad unterteilt. Für das Grading ist die sechste Stelle der Morphologienotation der ICD-O (Tumorhistologie) vorgesehen.

Die WHO sieht für das Grading wahlweise eine Unterteilung in vier Stufen (G1, G2, G3, G4) oder eine zweistufige Klassifikation (low grade = G1/G2, high grade = G3/G4) vor. Bei Vorliegen unterschiedlicher Differenzierungsgrade ist der ungünstigste für die Eingruppierung maßgeblich.

Bei Lymphomen und Leukämien dient die gleiche Position (sechste Stelle der Morphologienotation) der Kennzeichnung der Abstammung dieser Tumoren von B- oder T-Zellen.

Die vorgesehenen Merkmalsausprägungen der WHO werden in die Basisdokumentation übernommen. Es ergeben sich drei nebeneinanderstehende Gruppen von Merkmalsausprägungen, die in Abhängigkeit von der Befundung bzw. der Tumorerkrankung zur
Anwendung kommen:

1 = **G1** (Gut differenziert)
2 = **G2** (Mäßig differenziert)
3 = **G3** (Schlecht differenziert)
4 = **G4** (Undifferenziert)

L = **Low** grade (G1/G2)
H = **High** grade (G3/G4)
G = **Grenzfall** bzw. Borderline (GB - nur bei Ovar!)

T = **T**-Zell-Lymphom
B = **B**-Zell-Lymphom
Z = Null-**Zell**-Lymphom

X = **GX** (Differenzierungsgrad oder Herkunft kann nicht bestimmt werden)

Das histopathologische Grading ist für die verschiedenen Tumoren nicht einheitlich. Im
allgemeinen gilt die oben angeführte Differenzierung. Es gibt jedoch einige wichtige
Ausnahmen, bei denen die Auswahl der Notationen eingeschränkt ist:

Urologische Tumoren (außer Hoden)

1 = **G1** (Gut differenziert)
2 = **G2** (Mäßig differenziert)
H = **High** grade (G3/G4)
X = **GX** (Differenzierungsgrad kann nicht bestimmt werden)

Tumoren des Corpus uteri

1 = **G1** (Gut differenziert)
2 = **G2** (Mäßig differenziert)
3 = **G3** (Schlecht differenziert)
X = **GX** (Differenzierungsgrad kann nicht bestimmt werden)

Ovarialtumoren

G = **Grenzfall** bzw. Borderline (GB)
1 = **G1** (Gut differenziert)
2 = **G2** (Mäßig differenziert)
H = **High** grade (G3/G4)
X = **GX** (Differenzierungsgrad kann nicht bestimmt werden)

Melanom der Konjunktiva

1 = G1 (Entstehung in Naevus)
2 = G2 (Entstehung in primärer erworbener Melanose)
3 = G3 (Entstehung de novo)
X = GX (Herkunft kann nicht bestimmt werden)

Melanom der Uvea

1 = G1 (spindelzellig)
2 = G2 (gemischtzellig)
3 = G3 (epitheloidzellig)
X = GX (unbestimmt)

Für folgende Tumoren ist ein histopathologisches Grading **nicht** vorgesehen:

Hoden
Melanom der Haut und des Augenlides
Retinoblastom
Neuroblastom
Nephroblastom

2.14 Tumorstadium

Das Tumorstadium wird nach TNM, Ann Arbor oder den spezifischen Klassifikationen für Hämoblastosen und Plasmozytome erfaßt. Die zur Einteilung der akuten Leukämien verwendete FAB-Klassifikation ist dabei strenggenommen keine Stadieneinteilung, sondern eine Ergänzung zum histologischen Befund.

Zur Kennzeichnung der verwendeten Klassifikation ist ein zusätzliches Merkmal vorzusehen:

2.14.1 Für die Dokumentation des Tumorstadiums verwendeter Schlüssel

T = **TNM**
A = **Ann** Arbor
R = **Rai** (für CLL)
B = **Binet** (für CLL)
C = **Chronische** myeloische Leukämie
F = **FAB** (für akute Leukämien)
D = **Durie** und Salmon (für Multiple Myelome)
S = **Sonstige**
X = Unbekannt oder keine Klassifikation anwendbar

"S = Sonstige" erfordert eine zusätzliche Klartextangabe der verwendeten Klassifikation.

2.14.2 TNM-Klassifikation

Innerhalb der Diagnosedaten wird der TNM-Befund erfaßt, der für Primärtumor, Lymphknoten und Metastasen dem jeweils höchsten während der Diagnostik erreichten Sicherheitsgrad (C-Faktor) entspricht. Falls die Bedingungen für eine pathologische Klassifikation erfüllt sind, wird den einzelnen Kategorien ein "p" vorangestellt. In diesem Fall kann die Angabe eines C-Faktors entfallen. Bei einzelnen TNM-Befunden sind ab 1993 weitere Aufgliederungen (Ramifikationen) zu erwarten [21]. Für die Kategorie "T" sind deshalb grundsätzlich vier, für die beiden Kategorien "N" und "M" je drei Stellen vorzusehen. Rechnet man die Notation "(m)" (bei multipler Lokalisation oder Anzahl von Tumoren) dazu, hat die Kategorie "T" sogar fünf Stellen. Ausprägungen von "T", "N" und "M" mit weniger als der maximalen Stellenzahl sind auf den Erhebungsbögen immer linksbündig zu verschlüsseln.

Struktur des TNM - Codes :

y-Symbol[1]	1 Stelle
p-Symbol für T[2]	1 Stelle
T-Kategorie	4 Stellen
(m) für multiple Lokalisation oder	
Anzahl der Tumoren[3]	1 Stelle
C-Faktor für T-Kategorie[4]	1 Stelle
p-Symbol für N[2]	1 Stelle
N-Kategorie	3 Stellen
C-Faktor für N-Kategorie[4]	1 Stelle
p-Symbol für M[2]	1 Stelle
M-Kategorie	3 Stellen
C-Faktor für M-Kategorie[4]	1 Stelle

---

[1] Das y-Symbol ist in die TNM-Formel einzutragen, wenn die Klassifikation während oder nach initialer mutimodaler Therapie erfolgt. Wird die Klassifikation vor Therapiebeginn vorgenommen, wird die Stelle nicht ausgefüllt.

[2] Das Kennzeichen "p" wird eingetragen, wenn die Klassifikation aufgrund histopathologischer Befunde erfolgt. Liegen nur klinische Befunde vor, wird die Stelle nicht ausgefüllt.

[3] Mit (m) werden multiple simultane Tumoren in einem Organ gekennzeichnet. Ausgenommen hiervon sind Tumoren der Schilddrüse, der Leber und der Ovarien sowie Nephro- und Neuroblastome, bei denen die Multiplizität durch die T-Kategorie erfaßt wird. Simultane bilaterale Tumoren paariger Organe und simultane Tumoren in verschiedenen Organen werden nicht hier erfaßt, vielmehr sind in solchen Fällen für die einzelnen Tumoren jeweils getrennte Diagnosedaten zu erfassen. Bei solitären Primärtumoren wird die Stelle immer leergelassen.

[4] Wurde der C-Faktor nicht bestimmt, wird hier ein "X" eingetragen.

2.14.3 Ann-Arbor-Klassifikation

Die Ann-Arbor-Klassifikation [8] wird von der UICC [14] für die Klassifikation der malignen Lymphome empfohlen. Erfaßt werden Stadium, Allgemeinsymptome und extralymphatischer Organbefall.

2.14.3.1 Stadium

1 = Stadium I
2 = Stadium II
3 = Stadium III
4 = Stadium IV
X = Unbekannt

Stadium I:
Befall einer einzelnen Lymphknotenregion oder lokalisierter Befall eines einzelnen extralymphatischen Organs oder Bezirks.

Stadium II:
Befall von zwei oder mehr Lymphknotenregionen auf der gleichen Zwerchfellseite oder lokalisierter Befall eines einzelnen extralymphatischen Organs oder Bezirks und seines (seiner) regionären Lymphknoten(s) mit oder ohne Befall anderer Lymphknotenregionen auf der gleichen Zwerchfellseite.

Stadium III:
Befall von Lymphknotenregionen auf beiden Seiten des Zwerchfells, ggf. zusätzlich lokalisierter Befall eines extralymphatischen Organs oder Bezirks oder gleichzeitiger Befall der Milz oder gleichzeitiger Befall von beiden.

Stadium IV:
Disseminierter (multifokaler) Befall eines oder mehrerer extralymphatischer Organe mit oder ohne gleichzeitigem Lymphknotenbefall; oder isolierter Befall eines extralymphatischen Organs mit Befall entfernter (nichtregionärer) Lymphknoten.
Zu den lymphatischen Geweben werden Lymphknoten, Milz, Thymus, Waldeyer-Rachenring, Appendix und Peyer-Plaques gezählt [14].

2.14.3.2 Allgemeinsymptome

A = Kategorie **A** (ohne Gewichtsverlust, Fieber, Nachtschweiß)
B = Kategorie **B** (mit Gewichtsverlust, Fieber, Nachtschweiß)
X = Unbekannt

2.14.3.3 Extralymphatischer Befall

K = **K**ein extralymphatischer Befall
E = **E**xtralymphatischer Befall
X = Unbekannt

2.14.3.4 Organbefall

Für die folgenden Organe steht je ein Feld zur Verfügung, um den Befall zu kennzeichnen:

Milz
Knochen
Knochenmark
Lunge
Leber
Hirn
Pleura
Peritoneum
Nebennieren
Haut
andere Organe

Die Notationen für die Organfelder lauten:

N = Organ nicht befallen, klinische Befunde
U = Organ nicht befallen, mikroskopisch untersucht
B = Organbefall, klinischer Befund
M = Organbefall, mikroskopisch bestätigt
X = Unbekannt

2.14.4 Chronische Lymphatische Leukämie (CLL)

Die chronische lymphatische Leukämie wird entweder nach Rai [19] oder nach Binet [4, 5] verschlüsselt.

2.14.4.1 CLL (nach Rai)

0 = Stadium 0
1 = Stadium 1
2 = Stadium 2
3 = Stadium 3
4 = Stadium 4

Stadium 0:
Lymphozytose im peripheren Blut ≥ 15000, im Knochenmark $\geq 40\%$

Stadium 1:
Stadium 0, zusätzlich Lymphknotenvergrößerung

Stadium 2:
Stadium 0 oder 1, zusätzlich Hepato- und/oder Splenomegalie

Stadium 3:
Stadium 0, 1 oder 2, zusätzlich Anämie (Hb <110 g/l bzw. <6.8 mmol/l oder Hämatokrit <33%)

Stadium 4:
Stadium 0, 1, 2 oder 3, zusätzlich Thrombopenie (<100·10⁹/l)

2.14.4.2 CLL (nach Binet)

A = Stadium A
B = Stadium B
C = Stadium C

Stadium A:
Hb >100 g/l bzw. >6.2 mmol/l, Thrombozyten >100·10⁹/l, weniger als 3 vergrößerte Lymphknotenregionen

Stadium B:
Wie A, aber 3 oder mehr vergrößerte Lymphknotenregionen

Stadium C:
Hb ≤100 g/l bzw. ≤6.2 mmol/l, Thrombozyten ≤100·10⁹/l, unabhängig von der Zahl der vergrößerten Lymphknotenregionen

2.14.5 Chronische Myeloische Leukämie (CML)

Die chronische myeloische Leukämie wird nach der aktuellen Erkrankungsphase eingeteilt[1] :

C = Chronische Phase
A = Akzelerierte Phase
B = Blastenphase

2.14.6 Akute Leukämien (nach FAB)

Die akuten Leukämien werden nach der FAB-(French-American-British-Group)-Klassifikation [3] verschlüsselt. Dabei kennzeichnen M1 - M7 (Code-Nummern "1"-"7") Subtypen der akuten nicht-lymphatischen Leukämie, L1 - L3 (Notationen "K", "E" und "B") solche der akuten lymphatischen Leukämie (ALL):

1 = M1   (Akute undifferenzierte Leukämie)
2 = M2   (Akute myeloische Leukämie mit Differenzierung)
3 = M3   (Promyelozytäre Leukämie)
4 = M4   (Akute myelo-monozytäre Leukämie)
5 = M5   (Akute monozytäre Leukämie)
6 = M6   (Akute Erythroleukämie)
7 = M7   (Akute megakaryozytäre Leukämie)

K = L1   (Kindlicher Typ)
E = L2   (Erwachsenen-Typ)
B = L3   (Burkitt-Typ)

---

[1] Eine weitere Aufteilung der drei Phasen wird im TNM-Supplement 1993 [21] vorgeschlagen.

Bei der akuten lymphatischen Leukämie wird zusätzlich die sechste Stelle der Morphologie-Notation der ICD-O (Gradingstelle, s. 2.13, Notationen "T", "B" und "Z") dazu benutzt, die Zugehörigkeit der Malignomzellen zur T-, B- oder 0-Reihe zu dokumentieren.

2.14.7 Multiple Myelome (nach Durie und Salmon)

Multiple Myelome werden nach Durie und Salmon klassifiziert [10]. Man unterscheidet dabei drei Stadien sowie ein Supplement für die Nierenfunktion:

2.14.7.1 Stadium

1 = Stadium 1
2 = Stadium 2
3 = Stadium 3

Stadium 1:

Alle der folgenden Kriterien erfüllt:

Hämoglobin >100 g/l bzw. >6.2 mmol/l
Serumkalzium normal (≤12 mg/dl bzw. ≤3.0 mmol/l)
Röntgenbild normal oder höchstens ein solitäres Plasmozytom
Paraproteinkonzentration IgG <5g/dl, IgA <3 g/dl
Bence-Jones-Proteinurie <4 g/24 h.

Stadium 2:

Kriterien von Stadium 1 und 3 nicht erfüllt.

Stadium 3:

Eines oder mehrere der folgenden Kriterien erfüllt:

Hämoglobin <85 g/l bzw. <5.2 mmol/l
Serumkalzium >12 mg/dl bzw. >3.0 mmol/l
ausgedehnte Osteolysen
Paraproteinkonzentration: IgG >7g/dl, IgA >5g/dl
Bence-Jones-Proteinurie >12 g/24h.

2.14.7.2 Nierenfunktion

A = Normale Nierenfunktion (Serumkreatinin <2mg/dl)
B = Gestörte Nierenfunktion (Serumkreatinin ≥2mg/dl)

2.15 Lokalisation von regionären Lymphknotenmetastasen und Fernmetastasen

2.15.1 Regionäre Lymphknotenmetastasen

Eine detailliertere Dokumentation des Befalls von regionären Lymphknoten kann dann von Bedeutung sein, wenn sich innerhalb einer N-Kategorie von TNM prognostische Inhomogenitäten ergeben könnten. Die generelle Erfassung würde den Rahmen der Basisdokumentation überschreiten. Falls ergänzende, detailliertere Dokumentationen des Lymphknotenbefalls als notwendig angesehen werden, sollten die Lokalisationen in einem Mehrfachfeld nach dem Tumorlokalisationsschlüssel [24] codiert werden.

2.15.2 Fernmetastasen

Alle nachgewiesenen Lokalisationen von Fernmetastasen werden erfaßt. Die Codierung erfolgt nach dem hierfür vorgesehenen dreistelligen Kurzschlüssel der TNM-Klassifikation [14]. Generalisierte Metastasen werden mit "**GEN**" (generalisiert) gekennzeichnet. Wenn eine genauere Codierung gewünscht wird, soll nach dem Tumorlokalisationsschlüssel [24] verschlüsselt werden.

Der Kurzschlüssel lautet:

PUL	=	Lunge
OSS	=	Knochen
HEP	=	Leber
BRA	=	Hirn
LYM	=	Lymphknoten
MAR	=	Knochenmark
PLE	=	Pleura
PER	=	Peritoneum
ADR	=	Nebennieren
SKI	=	Haut
OTH	=	Andere Organe
GEN	=	Generalisierte Metastasierung

2.16 Allgemeiner Leistungszustand (ECOG)

Der Leistungszustand zum Zeitpunkt der ersten ärztlichen Tumordiagnostik wird nach ECOG [1] erfaßt:

0 = Normale, uneingeschränkte Aktivität wie vor der Erkrankung
1 = Einschränkung bei körperlicher Anstrengung, aber gehfähig; leichte körperliche Arbeit bzw. Arbeit im Sitzen (z.B. leichte Hausarbeit oder Büroarbeit) möglich
2 = Gehfähig, Selbstversorgung möglich, aber nicht arbeitsfähig; kann mehr als 50% der Wachzeit aufstehen
3 = Nur begrenzte Selbstversorgung möglich, ist 50% oder mehr der Wachzeit an Bett oder Stuhl gebunden
4 = Völlig pflegebedürftig, keinerlei Selbstversorgung möglich; völlig an Bett oder Stuhl gebunden
X = Unbekannt

2.17 Vorgesehene Maßnahmen

An dieser Stelle wurde bisher die *durchgeführte* Therapie erfaßt.

Da bei behandlungsaktueller Erfassung der Daten beim Abschluß der Diagnostik die durchgeführte Therapie in der Regel jedoch noch nicht bekannt ist, soll in den Diagnosedaten künftig als organisatorische Unterstützung die *geplante* Therapie dokumentiert werden. Mit diesen Angaben kann dann der weitere Ablauf gesteuert werden. Ist keine Therapie vorgesehen, kann der Patient in das für den jeweiligen Tumor vorgesehene Nachsorgeprogramm übernommen werden. Registriert werden sollte auch, wenn eine Maßnahme empfohlen, vom Patienten aber abgelehnt worden ist.

Art der vorgesehenen therapeutischen Maßnahmen:

Operation
Bestrahlung
Chemotherapie
Hormontherapie
Knochenmarktransplantation
Immuntherapie
Sonstige Therapien (mit Klartextangabe)
Anschlußheilbehandlung (AHB)
Keine Therapie (nur Nachsorge)

Dabei ist jeweils anzugeben

J = **Ja**   (diese Behandlung ist vorgesehen)
N = **Nein** (diese Behandlung ist nicht vorgesehen)
A = **Abgelehnt** (diese Behandlung ist vorgesehen, wird aber vom Patienten abgelehnt)

Falls zum Zeitpunkt der Erhebung der Diagnosedaten bereits eine Therapie durchgeführt worden ist, müssen zusammen mit den Diagnosedaten auch Verlaufsdaten erfaßt werden, innerhalb derer die durchgeführte Therapie spezifiziert werden kann. Für eine detaillierte Dokumentation der Therapie sind die gesondert definierten Therapiedaten vorgesehen.

2.18 Wiedervorstellungstermin

Erfaßt werden Tag (zweistellig), Monat (zweistellig) und Jahr (vierstellig) des Wiedervorstellungstermins.

2.19 Ort der Wiedervorstellung

Die Spezifikation erfolgt durch die Tumorzentren.

3 Verlaufsdaten (früher: Folgeerhebung)

Verlaufsdaten sollen nach allen Patientenkontakten angelegt werden, die für den Krankheitsverlauf von Bedeutung sind, d.h. bei

- Nachsorgeuntersuchungen
- Ereignissen i.S. von Progression oder Rezidiv
- Abschluß von Therapiephasen
- Ausscheiden, das nicht durch Tod bedingt ist

Die Erfassungsabstände richten sich in Abhängigkeit vom behandelten Tumor nach den entsprechenden Behandlungs- oder Nachsorgeempfehlungen. Unabhängig von diesen Empfehlungen sollten Verlaufsdaten mindestens einmal jährlich erhoben werden.

3.1 Beginn der tumorspezifischen Behandlung

Erfaßt wird das Datum (Tag zweistellig, Monat zweistellig, Jahr vierstellig) des Beginns der ersten tumorspezifischen Therapie. Dieses Feld wird im Verlauf der Tumorerkrankung nur ein einziges Mal ausgefüllt. Bei späterer Verlaufsdatenerhebung bleibt es dann immer leer.

3.2 Untersuchungsdatum

Es wird das Datum eingetragen, an dem die Befunde erhoben wurden. Das Datum ermöglicht die zeitliche Ordnung der Verlaufsdaten. Erfaßt werden Tag (zweistellig), Monat (zweistellig) und Jahr (vierstellig).

3.3 Quelle der Angaben

In diesem Feld wird dokumentiert, aus welcher Quelle die Verlaufsdaten stammen, so daß deren Verläßlichkeit beurteilt werden kann.

E = Eigenes Zentrum
R = Anderes Register
K = Andere Klinik (außerhalb des eigenen Zentrums)
A = Niedergelassener Arzt
M = Meldeamt
S = Sonstige
X = Unbekannt

Falls die Angaben von anderen Kliniken, Registern oder niedergelassenen Ärzten übernommen werden (Kürzel "K", "R" und "A"), soll deren Adresse im Klartext erfaßt werden.

3.4 Anlaß der Erfassung von Verlaufsdaten

Der Erfassungsanlaß gibt den Grund für die Erfassung der Verlaufsdaten an.

L = Nachsorgeuntersuchung / Langzeitbetreuung
B = Abgeschlossene Behandlungsphase
T = Tumorsymptomatik führte zum Arzt
K = Untersuchung aufgrund einer Behandlungskomplikation
S = Selbstuntersuchung
A = Andere Untersuchung
X = Unbekannt

3.5 Zwischenzeitlich neu aufgetretener Primärtumor

N = Nein
J = Ja

Im Falle eines zwischenzeitlich neu aufgetretenen Primärtumors muß dieser mit gesonderten Diagnosedaten und neuer Tumoridentifikationsnummer erfaßt werden.

3.6 Durchgeführte Maßnahmen

Hier wird die Art der seit dem Datum der letzten Erhebung durchgeführten therapeutischen Maßnahmen global dokumentiert. Für die genauere Dokumentation der durchgeführten Therapie sind die "Therapiedaten" vorgesehen.

Art der durchgeführten therapeutischen Maßnahmen:

Operation
Bestrahlung
Chemotherapie
Hormontherapie
Knochenmarktransplantation
Immuntherapie
Sonstige Therapien (mit Klartextangabe)
Anschlußheilbehandlung (AHB)
keine Therapie (nur Nachsorge)

Dabei ist jeweils anzugeben

J = **Ja**   (diese Behandlung wurde durchgeführt)
N = **Nein** (diese Behandlung wurde nicht durchgeführt, war nicht vorgesehen)
A = **Abgelehnt** (diese Behandlung war vorgesehen, wurde aber vom Patienten abgelehnt)
X = **Unbekannt**

3.7 Gesamtbeurteilung des Tumorgeschehens

Hier wird das Tumorgeschehen an dem unter 3.2 angegebenen Datum zusammenfassend beurteilt.

O = Postoperativ R0, Tumormarker nicht berücksichtigt oder nicht bekannt
F = Postoperativ R0 (free of tumor, FT), Tumormarker 4 Monate nach Operation negativ (R0a nach [21])
M = Postoperativ R0, anhaltend erhöhte Tumormarker oder Markeranstieg in den ersten 4 Monaten nach Tumorresektion (R0b nach [21])
V = Vollremission (complete remission, CR)
T = Teilremission / mindestens 50% Rückgang des Tumors (partial remission, PR)
B = Klinische Besserung des Zustandes, Kriterien für Teilremission jedoch nicht erfüllt (minimal response, MR)
K = Keine Änderung (no change, NC)
D = Divergentes Geschehen
P = Progression
U = Beurteilung unmöglich
X = Unbekannt (fehlende Angabe)

3.8 Tumor- und therapiebedingte Folgeerkrankungen und Folgezustände

Folgeerkrankungen sind Erkrankungen, die direkt als tumorabhängig oder als Folge der Therapie anzusehen sind und den Patienten *schwerwiegend und länger anhaltend* beeinträchtigen.

Folgezustände sind Folgen der Therapie, die nicht als Erkrankungen eingestuft werden können, die aber trotzdem das Leben des Patienten *schwerwiegend und länger anhaltend* beeinflussen. Beispiele sind Prothesen oder Stomata nach chirurgischer Therapie.

Folgeerkrankungen und Folgezustände werden in Verlaufs- und Therapiedaten erfaßt.

Von den Folgeerkrankungen und Folgezustäden zu trennen sind Komplikationen und Nebenwirkungen:

Komplikationen sind Ereignisse, die die Operation bzw. die postoperative Phase ungünstig beeinflussen (s. hierzu auch 4.3). Sie werden in den operativen Therapiedaten erfaßt.

Nebenwirkungen sind unerwünschte Wirkungen bei Anwendung von Arzneimitteln oder ionisierenden Strahlen. Sie werden im Rahmen der Strahlen- oder Chemotherapiedaten erfaßt (s. hierzu auch 5.11 und 6.9).

Mit der Zuordnung eines Ereignisses zu Folgeerkrankungen bzw. Komplikationen oder Nebenwirkungen wird noch nicht verbindlich entschieden, ob tatsächlich ein ursächlicher Zusammenhang mit der Tumortherapie gegeben ist. Diese Frage kann oft erst durch langfristige Beobachtung geklärt werden.

3.8.1 Folgeerkrankungen oder Folgezustände vorhanden ?

N = Nein (Folgeerkrankungen oder Folgezustände sind nicht vorhanden)
J = Ja (Folgeerkrankungen oder Folgezustände sind vorhanden)
X = Unbekannt

3.8.2 Art der Folgeerkrankung oder des Folgezustandes

Falls 3.8.1 mit "J" (Ja) beantwortet wurde, können an dieser Stelle alle tumor- bzw. therapiebedingten Folgeerkrankungen und Folgezustände erfaßt werden. Jede Folgeerkrankung und jeder Folgezustand wird im Klartext erfaßt (3.8.2.1) und nach Möglichkeit verschlüsselt (3.8.2.2).

3.8.2.1 Art der Folgeerkrankung oder des Folgezustandes im Klartext

3.8.2.2 Art der Folgeerkrankung oder des Folgezustandes nach Schlüssel IV und V

Häufige Folgeerkrankungen und Folgezustände können mit Hilfe der im Anhang aufgeführten Schlüssel IV ("Folgeerkrankungen und Folgezustände der operativen Therapie") und Schlüssel V ("Folgeerkrankungen der Strahlen- und Chemotherapie") codiert werden. Da die Notationen der beiden Schlüssel disjunkt sind, muß der jeweils verwendete Schlüssel nicht zusätzlich angegeben werden.

3.9 Allgemeiner Leistungszustand (ECOG)

Verschlüsselt wird der aktuelle Leistungszustand am Untersuchungsdatum.

Der ECOG-Schlüssel [1] lautet:

0 = Normale, uneingeschränkte Aktivität wie vor der Erkrankung
1 = Einschränkung bei körperlicher Anstrengung, aber gehfähig; leichte körperliche Arbeit bzw. Arbeit im Sitzen (z.B. leichte Hausarbeit oder Büroarbeit) möglich
2 = Gehfähig, Selbstversorgung möglich, aber nicht arbeitsfähig; kann mehr als 50% der Wachzeit aufstehen
3 = Nur begrenzte Selbstversorgung möglich, ist 50% oder mehr der Wachzeit an Bett oder Stuhl gebunden
4 = Völlig pflegebedürftig, keinerlei Selbstversorgung möglich; völlig an Bett oder Stuhl gebunden
X = Unbekannt

3.10 Tumorhistologie

Hier werden nur neue Befunde über den histologischen Tumortyp und das Grading dokumentiert, die sich bei erneuten diagnostischen Untersuchungen ergeben haben.

3.10.1 Neuer mikroskopischer Befund ?

N = Nein
J = Ja
X = Unbekannt

Falls ja:

3.10.2 Neue Tumorhistologie

Ausführliche Angaben zur Histologiedokumentation s. 2.11.

3.10.3 Histopathologisches Grading

Ausführliche Angaben zum Grading s. 2.13.

1 = G1 (Gut differenziert)
2 = G2 (Mäßig differenziert)
3 = G3 (Schlecht differenziert)
4 = G4 (Undifferenziert)
L = Low grade (G1/G2)
H = High grade (G3/G4)
G = Grenzfall bzw. Borderline (GB - nur bei Ovar!)
T = T-Zell-Lymphom
B = B-Zell-Lymphom
Z = Null-Zell-Lymphom
X = GX (Differenzierungsgrad oder Herkunft kann nicht bestimmt werden)

Das histopathologische Grading ist für die verschiedenen Tumoren nicht einheitlich. Im allgemeinen gelten die oben angeführten Codes. Bei einigen Tumoren ist jedoch die Auswahl der Notationen eingeschränkt: Urologische Tumoren, Tumoren des Corpus uteri, Ovarialtumoren, Melanome der Konjunktiva und der Uvea. Die Codierung des Gradings bei diesen Tumoren ist in 2.13 beschrieben.

Für folgende Tumoren ist ein histopathologisches Grading nicht vorgesehen:

Hoden
Melanom der Haut und des Augenlides
Retinoblastom
Neuroblastom
Nephroblastom

3.11 Tumorausbreitung

Mit den folgenden Merkmalen soll die aktuelle Situation der Tumorerkrankung bei Primärtumor, regionären Lymphknoten und Fernmetastasen beurteilt werden.

3.11.1 Primärtumor

K = Kein Tumor nachweisbar
T = Tumorreste (Residualtumor)
R = Lokalrezidiv
F = Fraglicher Befund
X = Unbekannt

Fakultativ kann darüberhinaus eine weitere Ausbreitung des Tumors gegenüber der letzten Erhebung von Diagnose-, Verlaufsdaten im Klartext oder nach dem Tumorlokalisationsschlüssel dokumentiert werden. Die in den Verlaufsdaten eingetragene weitere

Ausbreitung darf jedoch nur "zusätzliche Lokalisationsangaben" umfassen, die "Primärlokalisation" des Tumors (s. 2.9) muß unverändert bleiben.

3.11.2 Regionäre Lymphknoten

K = Keine regionären Lymphknotenmetastasen nachweisbar
T = Residualtumor in regionären Lymphknoten
R = Lymphknotenrezidiv / neu aufgetretene Lymphknotenmetastase(n)
F = Fraglicher Befund
X = Unbekannt

Fakultativ können die befallenen Lymphknotenregionen nach dem Tumorlokalisationsschlüssel eingetragen werden und jeweils als Rest ("T") oder als Rezidiv bzw. neu aufgetreten ("R") gekennzeichnet werden.

3.11.3 Fernmetastasen

3.11.3.1 Art der Fernmetastasen

K = Keine Fernmetastasen nachweisbar
M = Verbliebene Fernmetastase(n)
R = Neu aufgetretene Fernmetastase(n) (Rezidiv)
F = Fraglicher Befund
X = Unbekannt

3.11.3.2 Lokalisation der Fernmetastasen

Es werden die zum Untersuchungszeitpunkt bekannten Lokalisationen von Fernmetastasen nach dem TNM-Kurzschlüssel eingetragen (s. 2.15.2). Wenn eine genauere Codierung gewünscht wird, soll nach dem Tumorlokalisationsschlüssel [24] verschlüsselt
werden.

Der Kurzschlüssel lautet:

PUL = Lunge
OSS = Knochen
HEP = Leber
BRA = Hirn
LYM = Lymphknoten
MAR = Knochenmark
PLE = Pleura
PER = Peritoneum
ADR = Nebennieren
SKI = Haut
OTH = Andere Organe
GEN = Generalisierte Metastasierung

3.12 Tumorstadium

Die Codierungsfelder sind wie bei den Diagnosedaten aufgebaut (s. hierzu 2.14). Lediglich bei TNM ist dem Befund gegebenenfalls noch ein r-Symbol voranzustellen, um eine Rezidivklassifikation von einer erstmaligen pathologischen Klassifikation zu unterscheiden.

3.13 Vorgesehene Maßnahmen

Zur Unterstützung des organisatorischen Ablaufs ist zu vermerken, welche weiteren therapeutischen Maßnahmen bei dem Patienten vorgesehen sind. Mit diesen Angaben kann der weitere Ablauf gesteuert werden. Ist keine Therapie vorgesehen, kann der Patient in das für den jeweiligen Tumor vorgesehene Nachsorgeprogramm übernommen werden. Registriert werden sollte auch, wenn eine Maßnahme empfohlen, vom Patienten aber abgelehnt worden ist.

Folgende Maßnahmen stehen zur Auswahl:

Operation
Bestrahlung
Chemotherapie
Hormontherapie
Knochenmarktransplantation
Immuntherapie
Sonstige Therapien (mit Klartextangabe)
Anschlußheilbehandlung (AHB)
Keine Therapie (nur Nachsorge)

Dabei ist jeweils anzugeben :

J = Ja   (diese Behandlung ist vorgesehen)
N = Nein   (diese Behandlung ist nicht vorgesehen)
A = Abgelehnt   (diese Behandlung ist vorgesehen, wird aber vom Patienten abgelehnt)

3.14 Wiedervorstellungstermin

Erfaßt werden Tag (zweistellig), Monat (zweistellig) und Jahr (vierstellig) des Wiedervorstellungstermins des Patienten.

3.15 Ort der Wiedervorstellung

Die Spezifikation erfolgt durch die Tumorzentren.

4 Operative Therapie

4.1 Operationen

Es können mehrere Operationen verschlüsselt werden. Von jeder Operation werden erfaßt:

4.1.1 Nummer der Operation

Jeder tumorbezogenen Operation am Patienten wird bei der Dokumentation eine laufende Nummer gegeben, damit eine Zuordnung der aufgetretenen Komplikationen erfolgen kann.

4.1.2 Datum der Operation

Hier wird das Operationsdatum (Tag zweistellig, Monat zweistellig, Jahr vierstellig) eingetragen.

4.1.3 Operationszugang

KC	= Konventionell-chirurgisch
PE	= Perkutan-endoskopisch
EE	= Endoluminal-endoskopisch
KP	= KC + PE
KE	= KC + EE
EP	= EE + PE

4.1.4 Art der Operation

Die Art des chirurgischen Eingriffs wird verschlüsselt und zusätzlich im Freitext festgehalten. Als Schlüssel wird die "International Classification of Procedures in Medicine (ICPM)" [29] empfohlen, von der eine aktualisierte deutsche Fassung [11] erhältlich ist. Weitere geeignete Schlüssel sind der VESKA-Code [23], der Godesberger Schlüssel [12, 13] sowie der Schlüssel von Scheibe [2].

Unter 4.1.4.1 wird die Art der Operation im Freitext, unter 4.1.4.2 die Art der Operation nach Schlüssel und unter 4.1.4.3 der verwendete Schlüssel dokumentiert.

4.1.4.1 Art der Operation im Freitext

4.1.4.2 Art der Operation (verschlüsselt)

4.1.4.3 Art des Schlüssels
Die Notationen lauten:

I = ICPM
D = ICPM (Deutsche Fassung)
V = VESKA-Code
G = Godesberger Schlüssel
B = Scheibe-Schlüssel
S = Sonstiger Schlüssel (mit zusätzlicher Klartextangabe)

4.1.5 Operationsziel

An dieser Stelle wird festgehalten, ob der Eingriff am Primärtumor, den regionären Lymphknoten und/oder den Fernmetastasen erfolgt ist.

4.1.5.1 Primärtumor

J = Ja
N = Nein
X = Unbekannt

4.1.5.2 Regionäre Lymphknoten

J = Ja
N = Nein
X = Unbekannt

4.1.5.3 Fernmetastasen

J = Ja
N = Nein
X = Unbekannt

4.2 Residualtumor

4.2.1 Residualtumor-(R-)Klassifikation

Nach Abschluß einer chirurgischen Therapie wird in der Residualtumorklassifikation der UICC [14] festgehalten, ob im Organismus Tumor zurückgeblieben ist. Dabei werden sowohl lokoregionär verbliebene Tumorreste als auch solche in Form belassener Fernmetastasen erfaßt.

Die Notationen für die R-Klassifikation lauten:

0 = R0 (kein Residualtumor)
1 = R1 (mikroskopischer Residualtumor)
2 = R2a (makroskopischer Residualtumor, mikroskopisch nicht bestätigt)
3 = R2b (makroskopischer Residualtumor, mikroskopisch bestätigt)
X = RX (Vorhandensein von Residualtumor kann nicht beurteilt werden)

Die R-Klassifikation berücksichtigt sowohl klinische (prä- und intraoperativ erhobene) Befunde als auch pathologische Befunde am Tumorresektat und an Biopsien. Im einzelnen werden zur Erstellung der R-Klassifikation folgende Befunde herangezogen:

Klinische Befunde:
- präoperativ diagnostizierte, bei der chirurgischen Therapie nicht entfernte Fernmetastasen
- erst intraoperativ diagnostizierte, bei der chirurgischen Therapie nicht entfernte Fernmetastasen
- bei Entfernung von Fernmetastasen: nach dem Operationsbefund komplette Entfernung im Gesunden?
- bei Entfernung des Primärtumors (mit oder ohne Entfernung des regionären Lymphabflußgebietes): lokoregionär Tumorgewebe zurückgelassen?

Pathologische Befunde:
- Biopsiebefunde an nicht entfernten Fernmetastasen
- Biopsiebefunde an lokoregionär zurückgelassenem Residualtumor (nicht entfernte regionäre Lymphknotenmetastasen, lokal kontinuierliche Ausbreitung des Primärtumors)
- am Tumorresektat erhobene histologische Befunde über die Resektionsflächen

Demnach müssen sowohl klinische als auch pathologische Befunde für die R-Klassifikation berücksichtigt werden.

R0 trifft zu, wenn
- der Primärtumor (mit oder ohne regionäres Lymphabflußgebiet) nach makroskopischer Beurteilung durch den Operateur komplett im Gesunden entfernt wurde
und
- etwaige prä- oder intraoperativ diagnostizierte Fernmetastasen nach Meinung des Operateurs komplett im Gesunden entfernt wurden
und
- die Resektionsflächen des Resektates des Primärtumors histologisch tumorfrei sind
und
- die Resektionsflächen etwaig entfernter Fernmetastasen histologisch tumorfrei sind.

R1 trifft zu, wenn
- der Primärtumor (mit oder ohne regionäres Lymphabflußgebiet) nach makroskopischer Beurteilung durch den Operateur komplett im Gesunden entfernt wurde, aber die histologische Untersuchung des Resektats Tumor an den Resektionsflächen erkennen läßt

und/oder
- Fernmetastasen nach Meinung des Operateurs komplett entfernt wurden, aber die histologische Untersuchung der resezierten Fernmetastasen Tumor an den Resektionsflächen erkennen läßt.

R2a trifft zu, wenn
- prä- oder intraoperativ diagnostizierte Fernmetastasen nicht entfernt wurden und eine mikroskopische Verifikation der Fernmetastasen nicht vorliegt

oder
- prä- oder intraoperativ diagnostizierte Fernmetastasen nach Meinung des Operateurs makroskopisch nicht komplett im Gesunden entfernt wurden und eine mikroskopische Sicherung des verbleibenden Resttumors nicht vorliegt

oder
- der Primärtumor nicht operativ entfernt wurde und auch nicht mikroskopisch verifiziert ist

oder
- der Primärtumor nach Meinung des Operateurs nicht komplett entfernt wurde und der lokoregionär verbleibende Residualtumor nicht mikroskopisch verifiziert ist.

R2b liegt vor, wenn
- prä- oder intraoperativ diagnostizierte Fernmetastasen nicht entfernt wurden und die Fernmetastasen mikroskopisch verifiziert sind

oder
- prä- oder intraoperativ diagnostizierte Fernmetastasen nach Meinung des Operateurs makroskopisch nicht komplett im Gesunden entfernt wurden und der verbleibende Resttumor mikroskopisch bestätigt ist

oder
- ein mikroskopisch verifizierter Primärtumor nicht operativ entfernt wurde

oder
- der Primärtumor nach Meinung des Operateurs makroskopisch nicht komplett entfernt wurde und der lokoregionär verbleibende Residualtumor mikroskopisch bestätigt ist.

4.2.2 Lokalisation des Residualtumors

L = Lokoregionär
F = Fernmetastase(n)
B = Beides
X = Unbekannt

Bei Vorliegen von Fernmetastasen ("F" oder "B" in 4.2.2):

4.2.2.1 Lokalisation der Fernmetastasen

Alle nachgewiesenen Lokalisationen von Fernmetastasen werden erfaßt. Die Codierung erfolgt nach dem TNM-Kurzschlüssel. Generalisierte Metastasierung wird mit "GEN" gekennzeichnet Wenn eine genauere Codierung gewünscht wird, können die Fernmetastasenlokalisationen nach dem Tumorlokalisationsschlüssel [24] verschlüsselt werden.

Der Kurzschlüssel lautet:

PUL = Lunge
OSS = Knochen
HEP = Leber
BRA = Hirn
LYM = Lymphknoten
MAR = Knochenmark
PLE = Pleura
PER = Peritoneum
ADR = Nebennieren
SKI = Haut
OTH = Andere Organe
GEN = Generalisierte Metastasierung

4.3 Komplikationen

Komplikationen sind Ereignisse, die die Operation bzw. die postoperative Phase ungünstig beeinflussen.

4.3.1 Komplikationen aufgetreten ?

N = Nein (Komplikationen sind nicht aufgetreten)
J = Ja (Komplikationen sind aufgetreten)
X = Unbekannt

Falls 4.3.1 mit "J" (Ja) beantwortet wurde, können im folgenden alle aufgetretenen Komplikationen eines oder mehrerer chirurgischer Eingriffe erfaßt werden:

4.3.2 Art der Komplikation

Jede Komplikation wird im Freitext erfaßt (4.3.2.1) und nach Möglichkeit verschlüsselt (4.3.2.2).

4.3.2.1 Art der Komplikation im Freitext

4.3.2.2 Art der Komplikation nach Schlüssel II

An dieser Stelle können die unter 4.3.2.1 gemachten Angaben nach Schlüssel II ("Komplikationen der operativen Therapie", s. Anhang) (modifiziert nach [20]) verschlüsselt werden.

4.3.2.3 Nummer der Operation, auf die sich die Komplikation bezieht
Ist eine Zuordnung zu einer bestimmten Operation aus 4.1.1 nicht möglich, so bleibt das entsprechende Feld aus 4.3.2.3 leer.

4.4 Tumor- und therapiebedingte Folgeerkrankungen und Folgezustände

Folgeerkrankungen sind Erkrankungen, die direkt als tumorabhängig oder als Folge der Therapie anzusehen sind und den Patienten *schwerwiegend und länger anhaltend* beeinträchtigen.

Folgezustände sind Folgen der Therapie, die nicht als Erkrankungen eingestuft werden können, die aber trotzdem das Leben des Patienten *schwerwiegend und länger anhaltend* beeinflussen. Beispiele sind Prothesen oder Stomata.

Es können mehrere tumor- bzw. therapiebedingte Folgeerkrankungen und Folgezustände verschlüsselt werden.

4.4.1 Folgeerkrankungen oder Folgezustände vorhanden ?

N = Nein (Folgeerkrankungen und Folgezustände sind nicht vorhanden)
J = Ja (Folgeerkrankungen oder Folgezustände sind vorhanden)
X = Unbekannt

4.4.2 Art der Folgeerkrankung oder des Folgezustandes

Falls 4.4.1 mit "J" (Ja) beantwortet wurde, können an dieser Stelle alle tumor- bzw. therapiebedingten Folgeerkrankungen und Folgezustände erfaßt werden. Jede Folgeerkrankung und jeden Folgezustand wird im Freitext erfaßt (4.4.2.1) und nach Möglichkeit verschlüsselt (4.4.2.2).

4.4.2.1 Art der Folgeerkrankung oder des Folgezustandes im Klartext

4.4.2.2 Art der Folgeerkrankung oder des Folgezustandes nach Schlüssel IV

Häufige Folgeerkrankungen und Folgezustände können mit Hilfe des im Anhang aufgeführten Schlüssels IV ("Folgeerkrankungen und Folgezustände der operativen Therapie") codiert werden.

4.5 Allgemeiner Leistungszustand (ECOG)

Verschlüsselt wird der aktuelle Leistungszustand nach Abschluß der Behandlung.

Der ECOG-Schlüssel [1] lautet:

0 = Normale, uneingeschränkte Aktivität wie vor der Erkrankung
1 = Einschränkung bei körperlicher Anstrengung, aber gehfähig; leichte körperliche Arbeit bzw. Arbeit im Sitzen (z.B. leichte Hausarbeit oder Büroarbeit) möglich
2 = Gehfähig, Selbstversorgung möglich, aber nicht arbeitsfähig; kann mehr als 50% der Wachzeit aufstehen
3 = Nur begrenzte Selbstversorgung möglich, ist 50% oder mehr der Wachzeit an Bett oder Stuhl gebunden
4 = Völlig pflegebedürftig, keinerlei Selbstversorgung möglich; völlig an Bett oder Stuhl gebunden
X = Unbekannt

4.6 Tumorhistologie

Hier werden nur neue Befunde über den histologischen Tumortyp (4.6.2) und das Grading (4.6.3) dokumentiert, die sich bei erneuten diagnostischen Untersuchungen ergeben haben.

4.6.1 Neuer mikroskopischer Befund?

N = Nein
J = Ja
X = Unbekannt

Falls ja:

4.6.2 Neue Tumorhistologie

Ausführliche Angaben zur Histologiedokumentation s. 2.11.

4.6.3 Histopathologisches Grading

Ausführliche Angaben zum Grading s. 2.13. Die Notationen lauten:

1 = G1 (Gut differenziert)
2 = G2 (Mäßig differenziert)
3 = G3 (Schlecht differenziert)
4 = G4 (Undifferenziert)
L = Low grade (G1/G2)
H = High grade (G3/G4)
G = Grenzfall bzw. Borderline (GB - nur bei Ovar!)
T = T-Zell-Lymphom
B = B-Zell-Lymphom
Z = Null-Zell-Lymphom
X = GX (Differenzierungsgrad oder Herkunft kann nicht bestimmt werden)

Das histopathologische Grading ist für die verschiedenen Tumoren nicht einheitlich. Im allgemeinen gelten die oben angeführten Notationen. Bei einigen Tumoren ist jedoch die Anzahl der Ausprägungen eingeschränkt: Urologische Tumoren, Tumoren des Corpus uteri, Ovarialtumoren, Melanome der Konjunktiva und der Uvea. Die Codierung des Gradings bei diesen Tumoren ist in 2.13 beschrieben.

Für folgende Tumoren ist ein histopathologisches Grading nicht vorgesehen:

Hoden
Melanom der Haut und des Augenlides
Retinoblastom
Neuroblastom
Nephroblastom

4.7 Tumorstadium

Die Codierungsfelder sind wie bei den Diagnosedaten aufgebaut (s. hierzu 2.14). Lediglich bei TNM ist dem Befund gegebenenfalls noch ein r-Symbol voranzustellen, um eine Rezidivklassifikation von der Klassifikation einer Ersterkrankung zu unterscheiden.

4.8 Vorgesehene Maßnahmen

Zur Unterstützung des organisatorischen Ablaufs ist zu vermerken, welche weiteren therapeutischen Maßnahmen bei dem Patienten vorgesehen sind. Mit diesen Angaben kann der weitere Ablauf gesteuert werden. Ist keine weitere Therapie vorgesehen, kann der Patient in das für den jeweiligen Tumor vorgesehene Nachsorgeprogramm übernommen werden. Registriert werden sollte auch, wenn eine Maßnahme empfohlen, vom Patienten aber abgelehnt worden ist.

Folgende Maßnahmen stehen zur Auswahl:

Weitere Operation
Bestrahlung
Chemotherapie
Hormontherapie
Knochenmarktransplantation
Immuntherapie
Sonstige Therapien (mit Klartextangabe)
Anschlußheilbehandlung (AHB)
Keine Therapie (nur Nachsorge)

Dabei ist jeweils anzugeben :

J = **Ja**   (diese Behandlung ist vorgesehen)
N = **Nein** (diese Behandlung ist nicht vorgesehen)
A = **Abgelehnt** (diese Behandlung ist vorgesehen, wird aber vom Patienten abgelehnt)

4.9 Wiedervorstellungstermin

Erfaßt werden Tag (zweistellig), Monat (zweistellig) und Jahr (vierstellig) des Wiedervorstellungstermins des Patienten.

4.10 Ort der Wiedervorstellung

Die Spezifikation erfolgt durch die Tumorzentren.

5 Strahlentherapie

Die im Rahmen der Strahlentherapie zu dokumentierende Grundeinheit ist die "Bestrahlungsbehandlung". Eine "Bestrahlungsbehandlung" besteht in der Tumorbasisdokumentation aus einer oder mehreren Einzelbestrahlungen, die sich auf **ein** Zielvolumen innerhalb eines zusammenhängenden Zeitraumes richten und **einer** Applikationsart zugeordnet werden können.

5.1 Beginn der Bestrahlungsbehandlung

Erfaßt werden Tag (zweistellig), Monat (zweistellig) und Jahr (vierstellig) des Behandlungsbeginns.

5.2 Ende der Bestrahlungsbehandlung

Erfaßt werden Tag (zweistellig), Monat (zweistellig) und Jahr (vierstellig) des Behandlungsendes.

5.3 Zielgebiet

Das Zielgebiet wird nach Schlüssel I (s. Anhang) erfaßt. Dabei können mehrere Zielgebiete eingetragen werden. Im Rahmen der Basisdokumentation ist nur eine relativ grobe Klassifikation der Zielgebiete vorgesehen.

5.3.1 Zielgebiet laut Schlüssel I

S. hierzu. Schlüssel I ("Gebietsschlüssel für die Strahlentherapie") in Anhang 1.

5.3.2 Zusatz zur Gebietsangabe

L = Links
R = Rechts
B = Beidseits
M = Mittellinie

5.4 Applikationsart

Dieses Merkmal erfaßt die Art der Strahlentherapie.

P = Perkutane Therapie (Tele- und Brachytherapie)
K = Endokavitäre Kontakttherapie
I = Interstitielle Kontakttherapie
M = Metabolische Therapie (offene Radionuklide)

5.5 Gesamtdosis / Aktivität

Gesamtdosis bzw. Aktivität werden alternativ erfaßt:

1. Bei nicht-metabolischer Therapie ("P", "K", "I" in 5.4) soll die im Referenzgebiet erreichte **Gesamtdosis** in Gray (Gy) dokumentiert werden. Die Gesamtdosis ist dabei die innerhalb des Zielgebiets mindestens erreichte Dosis. Zu den Beziehungen zwischen Gesamtdosis, Maximaldosis und Isodose s. unter 5.6.1.
2. Bei metabolischer Therapie ("M" in 5.4) dagegen wird hier die verabreichte **Aktivität** in Giga-Becquerel (GBq) angegeben.

5.6 Referenz

Bei nichtmetabolischer Therapie ("P", "K", "I" in 5.4) werden alternativ die Isodose (5.6.1) oder aber die Tiefe (5.6.2) dokumentiert.

5.6.1 Isodose

Hier wird die **Isodose** in Prozent angegeben. Unter Isodose versteht man den Anteil der Gesamtdosis an der Maximaldosis in %. Die Maximaldosis ist dabei die im durchstrahlten Gewebe erreichte Höchstdosis. Zur Definition der Gesamtdosis s. 5.5.
Beispiel: Eine Isodose von 80% bei einer Gesamtdosis von 60 Gray bedeutet eine Maximaldosis von 75 Gray.

5.6.2 Tiefe

Alternativ zur Isodose kann die **Tiefe** in cm angegeben werden, in der die Gesamtdosis erreicht wurde.

5.7 Art der Fraktionierung

5.7.1 Anzahl der Einzelbestrahlungen

Hier wird die Gesamtzahl der zwischen Beginn und Ende der dokumentierten Behandlungsserie liegenden Einzelbestrahlungen eingetragen.

5.7.2 Anzahl der Bestrahlungstage

An dieser Stelle wird die Zahl der Bestrahlungstage innerhalb der dokumentierten Behandlungsserie angegeben.

5.8 Strahlenqualität / Isotop

Hier wird die Art der angewandten Strahlung und gegebenenfalls (Orthovolt- und ultraharte Röntgenstrahlung sowie Elektronenstrahlung) deren Spannung bzw. Energie vermerkt.

5.8.1 Strahlenart

RO	=	Konventionelle Röntgenstrahlen
UH	=	Ultraharte Röntgenstrahlen
EL	=	Elektronenstrahlen
NE	=	Neutronenstrahlen
CO	=	Kobalt-60
CS	=	Cäsium-137
RA	=	Radium-226
IR	=	Iridium-192
J1	=	Jod-125
J2	=	Jod-131
AU	=	Gold-198
PH	=	Phosphor-32
YT	=	Yttrium-90
S1	=	Strontium-89
S2	=	Strontium-90
TA	=	Tantal-182
SO	=	Sonstige

Bei "SO" (Sonstige) erfolgt Präzisierung der Angabe im Klartext.

5.8.2 Spannung / Energie

Bei ultraharter Röntgenstrahlung (Strahlenart UH) und Elektronenstrahlen (EL) erfolgt die Angabe der Energie in MeV, bei konventionellen Röntgenstrahlen (Strahlenart RO) die Angabe der Erzeugerspannung in kV.

5.9 Applikationstechnik

Bei perkutaner Therapie wird hier die Bestrahlungstechnik vermerkt.

1	=	1 Stehfeld
2	=	2 Stehfelder
3	=	3 Stehfelder
4	=	4 Stehfelder
B	=	Bewegungsbestrahlung
K	=	Komplexe Technik
S	=	Sonstige Techniken
X	=	Unbekannt

5.10 Unterbrechung

Dieses Merkmal erfaßt das Auftreten und die Ursache von Therapieunterbrechungen.

5.10.1 Auftreten einer Unterbrechung

Der Schlüssel lautet:

N = Nein
J = Ja
X = Unbekannt

falls "J" (Ja) codiert wurde:

5.10.2 Grund der Unterbrechung

Der Schlüssel lautet:

P = Unterbrechung geplant
W = Nebenwirkungen
E = Nichterscheinen des Patienten
G = Gerät nicht einsatzbereit
S = Sonstige Gründe
X = Unbekannter Grund

5.10.3 Dauer der Unterbrechung

Die Unterbrechungsdauer wird in Tagen angegeben

5.11 Nebenwirkungen

Nebenwirkungen sind unerwünschte Wirkungen bei Anwendung von Arzneimitteln oder ionisierenden Strahlen.

5.11.1 Nebenwirkungen aufgetreten ?

N = Nein (Nebenwirkungen sind nicht aufgetreten)
J = Ja (Nebenwirkungen sind aufgetreten)
X = Unbekannt

Falls 5.11.1 mit "J" (Ja) beantwortet wurde, können im folgenden alle aufgetretenen Nebenwirkungen der Strahlentherapie dokumentiert werden. Von jeder Nebenwirkung werden erfaßt :

5.11.2 Art der Nebenwirkung

Jede Nebenwirkung wird im Freitext erfaßt (5.11.2.1) und nach Möglichkeit verschlüsselt (5.11.2.2 und 5.11.2.3).

5.11.2.1 Art der Nebenwirkung im Freitext

5.11.2.2 Art der Nebenwirkung nach Schlüssel III

An dieser Stelle können die unter 5.11.2.1 gemachten Angaben nach Schlüssel III ("Empfehlungen für die Bewertung von Nebenwirkungen" der WHO, s. Anhang) [16, 30] verschlüsselt werden. Der Schlüssel enthält dreistellige Kürzel für nach Organsystemen gegliederte Nebenwirkungen mit einer Graduierung ihrer Stärke. Unter 5.11.2.2 wird für die Art der Nebenwirkung der dreistellige Kürzel aus Schlüssel III, unter 5.11.2.3 wird der Stärkegrad eingetragen.

5.11.2.3 WHO-Grad der Nebenwirkung

0 = Grad 0
1 = Grad 1
2 = Grad 2
3 = Grad 3
4 = Grad 4
X = Unbekannt

5.11.2.4 Zusammenhang zwischen Therapie und angegebener Nebenwirkung

W = Wahrscheinlich
F = Fraglich
X = Unbekannt

5.12 Weiteres strahlentherapeutisches Vorgehen

Mit diesem Merkmal wird das weitere Vorgehen nach Abschluß der aktuellen Therapie-serie festgelegt.

5.12.1 Vorgehen

F = Fortsetzung der Strahlentherapie
A = Abbruch wegen Nebenwirkungen
E = Reguläres Ende
V = Patient verweigert weitere Therapie
S = Abbruch aus sonstigen Gründen
X = Unbekannt

5.12.2 Grund für Therapiemodifikation

Klartextangabe

5.13 Gesamtbeurteilung des Tumorgeschehens

Es wird das Tumorgeschehen an dem unter 5.2 angegebenen Datum zusammenfassend beurteilt.

O = Postoperativ R0, Tumormarker nicht berücksichtigt oder nicht bekannt
F = Postoperativ R0 (free of tumor, FT), Tumormarker 4 Monate nach Operation ne-gativ (R0a nach [21])
M = Postoperativ R0, anhaltend erhöhte Tumormarker oder Markeranstieg in den er-sten 4 Monaten nach Tumorresektion (R0b nach [21])
V = Vollremission (complete remission, CR)
T = Teilremission / mindestens 50% Rückgang des Tumors (partial remission, PR)
B = Klinische Besserung des Zustandes, Kriterien für Teilremission jedoch nicht erfüllt (minimal response, MR)
K = Keine Änderung (no change, NC)
D = Divergentes Geschehen
P = Progression
U = Beurteilung unmöglich
X = Unbekannt (fehlende Angabe)

5.14 Residualtumor

5.14.1 Residualtumor-(R-)Klassifikation

Die R-Klassifikation der UICC soll nicht nur nach chirurgischer Therapie (s. 4.2), sondern auch nach alleiniger Radiotherapie durchgeführt werden. Sie zeigt an, ob nach Abschluß der Radiotherapie Anhaltspunkte für das Zurückbleiben von Residualtumor im Organismus bestehen. Dabei wird sowohl lokoregionärer Residualtumor als auch Residualtumor in Form belassener Fernmetastasen erfaßt.

Der Schlüssel der R-Klassifikation hat folgende Ausprägungen:

0 = R0 (kein Residualtumor)
1 = R1 (mikroskopischer Residualtumor)
2 = R2a (makroskopischer Residualtumor, mikroskopisch nicht bestätigt)
3 = R2b (makroskopischer Residualtumor, mikroskopisch bestätigt)
X = RX (Vorhandensein von Residualtumor kann nicht beurteilt werden)

Für die Beurteilung werden alle vorliegenden klinischen Befunde (Palpation, bildgebende Verfahren) und auch die histologischen Befunde von Biopsien (z.B. Stanzbiopsien aus dem bestrahlten Gebiet etwa nach Bestrahlung von Analkanalkarzinomen) berücksichtigt.

R0 trifft zu, wenn
- lokoregionär kein Anhaltspunkt für Tumor besteht (weder nach klinischen Befunden noch nach etwa durchgeführten Biopsien aus dem lokoregionären Bereich)
und
- kein Anhaltspunkt für Fernmetastasen besteht.

R1 trifft zu, wenn
- lokoregionär nach klinischen Befunden kein Anhaltspunkt für Tumor besteht, jedoch lokoregionär Residualtumor durch histologische Biopsieuntersuchung oder Zytologie nachgewiesen wird
und
- kein Anhaltspunkt für Fernmetastasen besteht.

R2a trifft zu, wenn
- nach klinischen Befunden lokoregionär Residualtumor verbleibt, dieser aber nicht mikroskopisch verifiziert wurde
oder
- nicht mikroskopisch verifizierte Fernmetastasen vorliegen.

R2b trifft zu, wenn
- nach klinischen Befunden lokoregionärer Residualtumor vorliegt und dieser auch mikroskopisch bestätigt wurde
oder
- mikroskopisch bestätigte Fernmetastasen nachgewiesen sind.

5.14.2 Lokalisation des Residualtumors

L = Lokoregionär
F = Fernmetastase(n)
B = Beides
X = Unbekannt

5.15 Tumor- und therapiebedingte Folgeerkrankungen

Folgeerkrankungen sind Erkrankungen, die direkt als tumorabhängig oder als Folge der Therapie anzusehen sind und den Patienten *schwerwiegend und länger anhaltend* beeinträchtigen.

Es können mehrere tumor- bzw. therapiebedingte Folgeerkrankungen verschlüsselt werden.

5.15.1 Folgeerkrankungen vorhanden ?

N = Nein (Folgeerkrankungen sind nicht vorhanden)
J = Ja (Folgeerkrankungen sind vorhanden)
X = Unbekannt

5.15.2 Art der Folgeerkrankung

Falls 5.15.1 mit "J" (Ja) beantwortet wurde, können alle tumor- bzw. therapiebedingten Folgeerkrankungen erfaßt werden. Jede Folgeerkrankung wird im Freitext erfaßt (5.15.2.1) und nach Möglichkeit verschlüsselt (5.15.2.2).

5.15.2.1 Art der Folgeerkrankung im Freitext

5.15.2.2 Art der Folgeerkrankung nach Schlüssel V

An dieser Stelle kann jede in 5.15.2.1 erfaßte Folgeerkrankung mit Hilfe des im Anhang aufgeführten Schlüssels V ("Folgeerkrankungen der Strahlen- und Chemotherapie") codiert werden.

5.16 Allgemeiner Leistungszustand (ECOG)

Verschlüsselt wird der aktuelle Leistungszustand nach der Bestrahlungsbehandlung.

Der ECOG-Schlüssel [1] lautet:

0 = Normale, uneingeschränkte Aktivität wie vor der Erkrankung
1 = Einschränkung bei körperlicher Anstrengung, aber gehfähig; leichte körperliche Arbeit bzw. Arbeit im Sitzen (z.B. leichte Hausarbeit oder Büroarbeit) möglich
2 = Gehfähig, Selbstversorgung möglich, aber nicht arbeitsfähig; kann mehr als 50% der Wachzeit aufstehen
3 = Nur begrenzte Selbstversorgung möglich, ist 50% oder mehr der Wachzeit an Bett oder Stuhl gebunden
4 = Völlig pflegebedürftig, keinerlei Selbstversorgung möglich; völlig an Bett oder Stuhl gebunden
X = Unbekannt

5.17 Vorgesehene Maßnahmen

Zur Unterstützung des organisatorischen Ablaufs ist zu vermerken, welche weiteren therapeutischen Maßnahmen bei dem Patienten vorgesehen sind. Mit diesen Angaben kann der weitere Ablauf gesteuert werden. Ist keine weitere Therapie vorgesehen, kann der Patient in das für den jeweiligen Tumor vorgesehene Nachsorgeprogramm übernommen werden. Registriert werden sollte auch, wenn eine Maßnahme empfohlen, vom Patienten aber abgelehnt worden ist.

Folgende Maßnahmen stehen zur Auswahl:

Operation
Bestrahlung
Chemotherapie
Hormontherapie
Knochenmarktransplantation
Immuntherapie
Sonstige Therapien (mit Klartextangabe)
Anschlußheilbehandlung (AHB)
Keine Therapie (nur Nachsorge)

Dabei ist jeweils anzugeben :

J = Ja   (diese Behandlung ist vorgesehen)
N = Nein   (diese Behandlung ist nicht vorgesehen)
A = Abgelehnt   (diese Behandlung ist vorgesehen, wird aber vom Patienten abgelehnt)

5.18 Wiedervorstellungstermin

Erfaßt werden Tag (zweistellig), Monat (zweistellig) und Jahr (vierstellig) des Wiedervorstellungstermins des Patienten.

5.19 Ort der Wiedervorstellung

Die Spezifikation erfolgt durch die Tumorzentren.

6 Chemotherapie

Aufgrund der Vielzahl von Therapieschemata und deren Anpassung sowohl an regionale Verhältnisse als auch an die individuellen Erfordernisse jedes einzelnen Patienten ist zur Unterstützung der Chemotherapie eine relativ ausführliche Dokumentation erforderlich. Sie umfaßt Angaben zur zytostatischen und supportiven Medikation sowie zu Nebenwirkungen nach jedem Therapiezyklus, weiterhin nach Abschluß der Therapie eventuell aufgetretene Folgeerkrankungen und sonstige Befunde, die von Bedeutung sind.

6.1 Behandlungsbeginn

Hier ist das Datum des Beginns der Behandlung, z.B. des aktuellen Chemotherapiezyklus, einzutragen. Das Format ist Tag (zweistellig), Monat (zweistellig), Jahr (vierstellig).

6.2 Behandlungsende

Hier ist das Datum des Behandlungsendes, z.B. des aktuellen Chemotherapiezyklus, einzutragen.

6.3 Protokoll

Angabe des Protokollnamens in der üblichen Abkürzung in Freitext.

6.4 Größe

Angabe der Körpergröße des Patienten in cm.

6.5 Gewicht

Angabe des Körpergewichts in kg. Größe und Gewicht werden benötigt, um die verabreichte Medikamentendosis zu standardisieren.

6.6 Körperoberfläche

Hier wird die Körperoberfläche des Patienten in m^2 mit zwei Stellen hinter dem Komma angegeben.

6.7 Medikamente

Von jedem Medikament des Protokolls sowie der supportiven Therapie werden erfaßt:

6.7.1 Art des Medikaments

Das Medikament wird im Klartext mit seinem generischen Namen nach der "Roten Liste" dokumentiert. Ein zusätzlich verwendeter Schlüssel sollte einen eindeutigen Bezug zum generischen Namen haben.

6.7.2 Einzeldosis

An dieser Stelle wird die Höhe der Einzeldosis des Medikaments mit Menge (6.7.2.1) und Maßeinheit (6.7.2.2) dokumentiert.

6.7.2.1 Menge
Es wird die applizierte Einzeldosis eingetragen.

6.7.2.2 Einheit
Es wird die zur Einzeldosis (6.7.2.1) gehörende Maßeinheit (z.B. mg) eingetragen.

6.7.3 Applikationsdauer

Soweit notwendig, kann vermerkt werden, über welchen Zeitraum (in Minuten) das Medikament verabreicht worden ist.

6.7.4 Gesamtdosis

Hier wird die Gesamtdosis des jeweiligen Medikaments im aktuellen Zyklus mit Menge (6.7.4.1) und Maßeinheit (6.7.4.2) eingetragen.

6.7.4.1 Menge
Es wird die applizierte Gesamtdosis eingetragen.

6.7.4.2 Einheit
Es wird die zur Gesamtdosis (6.7.4.1) gehörende Maßeinheit (z.B. mg) eingetragen.

6.7.5 Gesamtdosis in Prozent der Solldosis

Die Solldosis ist im Protokoll festgelegt. Angegeben wird an dieser Stelle der tatsächlich applizierte Anteil der Solldosis in Prozent.

6.8 Applikationsweg

Systemische Chemotherapie:

OR = Oral
IM = Intramuskulär
SC = Subkutan
IV = Intravenös
LI = i.v. Langzeitinfusion (mind. 24 Stunden)

Intrakavitäre oder intraluminale Chemotherapie:

PE = Intraperitoneal
PL = Intrapleural
TH = Intrathekal
VE = Intravesikal
SO = Sonstige

Isolierte Perfusion:

PN = Katheter, normotherm
PH = Katheter, hypertherm
PS = Pumpsystem

Regionale Infusion:

IN = Regionale Infusion, normotherm
IH = Regionale Infusion, hypertherm

Chemoembolisation:

CE = Chemoembolisation

6.9 Nebenwirkungen

Nebenwirkungen sind unerwünschte Wirkungen bei Anwendung von Arzneimitteln oder ionisierenden Strahlen.

6.9.1 Nebenwirkungen aufgetreten ?

N = Nein (Nebenwirkungen sind nicht aufgetreten)
J   = Ja (Nebenwirkungen sind aufgetreten)
X = Unbekannt

Falls 6.9.1 mit "J" (Ja) beantwortet wurde, können im folgenden alle aufgetretenen Nebenwirkungen der Chemotherapie dokumentiert werden. Von jeder Nebenwirkung werden erfaßt :

6.9.2 Art der Nebenwirkung

Jede Nebenwirkung wird im Freitext erfaßt (6.9.2.1) und nach Möglichkeit verschlüsselt (6.9.2.2 und 6.9.2.3).

6.9.2.1 Art der Nebenwirkung im Freitext

6.9.2.2 Art der Nebenwirkung nach Schlüssel III

An dieser Stelle können die unter 6.9.2.1 gemachten Angaben nach Schlüssel III ("Empfehlungen für die Bewertung von Nebenwirkungen" der WHO, s. Anhang) [16, 30] verschlüsselt werden. Der Schlüssel enthält dreistellige Kürzel für nach Organsystemen gegliederte Nebenwirkungen mit einer Graduierung ihrer Stärke. Unter 6.9.2.2 wird für die Art der Nebenwirkung der dreistellige Kürzel aus Schlüssel III, unter 6.9.2.3 wird der Stärkegrad eingetragen.

6.9.2.3 WHO-Grad der Nebenwirkung

0 =   Grad 0
1 =   Grad 1
2 =   Grad 2
3 =   Grad 3
4 =   Grad 4
X =   Unbekannt

6.9.2.4 Zusammenhang zwischen Therapie und angegebener Nebenwirkung

W =   Wahrscheinlich
F =   Fraglich
X =   Unbekannt

6.10 Weiteres chemotherapeutisches Vorgehen

Mit diesem Merkmal wird das weitere Vorgehen nach Abschluß des aktuellen Therapiezyklus festgelegt.

6.10.1 Vorgehen

F = Fortsetzung der Therapie
A = Abbruch wegen Nebenwirkungen
E = Reguläres Ende
V = Patient verweigert weitere Therapie
S = Abbruch aus sonstigen Gründen
X = Unbekannt

6.10.2 Grund für Therapiemodifikation

Klartextangabe

6.11 Gesamtbeurteilung des Tumorgeschehens

Hier wird das Tumorgeschehen zum Zeitpunkt des Therapieabschlusses zusammenfassend beurteilt.

O = Postoperativ R0, Tumormarker nicht berücksichtigt oder nicht bekannt
F = Postoperativ R0 (free of tumor, FT), Tumormarker 4 Monate nach Operation negativ (R0a nach [21])
M = Postoperativ R0, anhaltend erhöhte Tumormarker oder Markeranstieg in den ersten 4 Monaten nach Tumorresektion (R0b nach [21])
V = Vollremission (complete remission, CR)
T = Teilremission / mindestens 50% Rückgang des Tumors (partial remission, PR)
B = Klinische Besserung des Zustandes, Kriterien für Teilremission jedoch nicht erfüllt (minimal response, MR)
K = Keine Änderung (no change, NC)
D = Divergentes Geschehen
P = Progression
U = Beurteilung unmöglich
X = Unbekannt (fehlende Angabe)

6.12 Residualtumor

6.12.1 Residualtumor-(R-)Klassifikation

Die R-Klassifikation der UICC kann nicht nur nach chirurgischer Therapie (s. 4.2), sondern auch nach alleiniger Chemotherapie durchgeführt werden. Sie zeigt an, ob nach Abschluß der Chemotherapie Anhaltspunkte für das Zurückbleiben von Residualtumor im Organismus bestehen. Dabei wird sowohl lokoregionärer Residualtumor als auch Residualtumor in Form belassener Fernmetastasen erfaßt.

Der Schlüssel der R-Klassifikation hat folgende Ausprägungen:

```
0 =   R0  (kein Residualtumor)
1 =   R1  (mikroskopischer Residualtumor)
2 =   R2a (makroskopischer Residualtumor, mikroskopisch nicht bestätigt)
3 =   R2b (makroskopischer Residualtumor, mikroskopisch bestätigt)
X =   RX  (Vorhandensein von Residualtumor kann nicht beurteilt werden)
```

Für die Beurteilung werden alle vorliegenden klinischen Befunde (Palpation, bildgebende Verfahren) und auch die histologischen Befunde von Biopsien (z.B. bronchoskopische Biopsien nach Chemotherapie) berücksichtigt.

R0 trifft zu, wenn
- lokoregionär kein Anhaltspunkt für Tumor besteht (weder nach klinischen Befunden noch nach etwa durchgeführten Biopsien aus dem lokoregionären Bereich)
und
- kein Anhaltspunkt für Fernmetastasen besteht.

R1 trifft zu, wenn
- lokoregionär nach klinischen Befunden kein Anhaltspunkt für Tumor besteht, jedoch lokoregionär Residualtumor durch histologische Biopsieuntersuchung oder Zytologie nachgewiesen wird
und
- kein Anhaltspunkt für Fernmetastasen besteht.

R2a trifft zu, wenn
- nach klinischen Befunden lokoregionär Residualtumor verbleibt, dieser aber nicht mikroskopisch verifiziert wurde
oder
- nicht mikroskopisch verifizierte Fernmetastasen vorliegen.

R2b trifft zu, wenn
- nach klinischen Befunden lokoregionärer Residualtumor vorliegt und dieser auch mikroskopisch bestätigt wurde
oder
- mikroskopisch bestätigte Fernmetastasen nachgewiesen sind.

6.12.2 Lokalisation des Residualtumors

L = Lokoregionär
F = Fernmetastase(n)
B = Beides
X = Unbekannt

6.13 Tumor- und therapiebedingte Folgeerkrankungen

Folgeerkrankungen sind Erkrankungen, die direkt als tumorabhängig oder als Folge der Therapie anzusehen sind und den Patienten *schwerwiegend und länger anhaltend* beeinträchtigen.

An dieser Stelle können mehrere tumor- bzw. therapiebedingte Folgeerkrankungen dokumentiert werden.

6.13.1 Folgeerkrankungen vorhanden ?

N = Nein (Folgeerkrankungen sind nicht vorhanden)
J = Ja (Folgeerkrankungen sind vorhanden)
X = Unbekannt

6.13.2 Art der Folgeerkrankung

Falls 6.13.1 mit "J" (Ja) beantwortet wurde, können alle tumor- bzw. therapiebedingten Folgeerkrankungen erfaßt werden. Jede Folgeerkrankung wird im Freitext erfaßt (6.13.2.1) und nach Möglichkeit verschlüsselt (6.13.2.2).

6.13.2.1 Art der Folgeerkrankung im Freitext

6.13.2.2 Art der Folgeerkrankung nach Schlüssel V

An dieser Stelle kann jede in 6.13.2.1 erfaßte Folgeerkrankung mit Hilfe des im Anhang aufgeführten Schlüssels V ("Folgeerkrankungen der Strahlen- und Chemotherapie") codiert werden.

6.14 Allgemeiner Leistungszustand (ECOG)

Verschlüsselt wird der aktuelle Leistungszustand am Untersuchungsdatum.

Die Codes nach ECOG [1] lauten:

0 = Normale, uneingeschränkte Aktivität wie vor der Erkrankung
1 = Einschränkung bei körperlicher Anstrengung, aber gehfähig; leichte körperliche Arbeit bzw. Arbeit im Sitzen (z.B. leichte Hausarbeit oder Büroarbeit) möglich
2 = Gehfähig, Selbstversorgung möglich, aber nicht arbeitsfähig; kann mehr als 50% der Wachzeit aufstehen
3 = Nur begrenzte Selbstversorgung möglich, ist 50% oder mehr der Wachzeit an Bett oder Stuhl gebunden
4 = Völlig pflegebedürftig, keinerlei Selbstversorgung möglich; völlig an Bett oder Stuhl gebunden
X = Unbekannt

6.15 Vorgesehene Maßnahmen

Zur Unterstützung des organisatorischen Ablaufs ist zu vermerken, welche weiteren therapeutischen Maßnahmen bei dem Patienten vorgesehen sind. Mit diesen Angaben kann der weitere Ablauf gesteuert werden. Ist keine weitere Therapie vorgesehen, kann der Patient in das für den jeweiligen Tumor vorgesehene Nachsorgeprogramm übernommen werden. Registriert werden sollte auch, wenn eine Maßnahme empfohlen, vom Patienten aber abgelehnt worden ist.

Folgende Maßnahmen stehen zur Auswahl:

Operation
Bestrahlung
Chemotherapie
Hormontherapie
Knochenmarktransplantation
Immuntherapie
Sonstige Therapien (mit Klartextangabe)
Anschlußheilbehandlung (AHB)
Keine Therapie (nur Nachsorge)

Dabei ist jeweils anzugeben :

J = Ja   (diese Behandlung ist vorgesehen)
N = Nein   (diese Behandlung ist nicht vorgesehen)
A = Abgelehnt (diese Behandlung ist vorgesehen, wird aber vom Pa enten abgelehnt)

6.16 Wiedervorstellungstermin

Erfaßt werden Tag (zweistellig), Monat (zweistellig) und Jahr (vierstellig) des Wiedervorstellungstermins des Patienten.

6.17 Ort der Wiedervorstellung

Die Spezifikation erfolgt durch die Tumorzentren.

7 Abschlußdaten

Der Patient kann aus folgenden Gründen aus der Betreuung des Zentrums ausscheiden:

- Der Patient ist verstorben.
- Der Patient ist nicht mehr auffindbar (lost to follow-up).
- Eine Betreuung des Patienten ist nicht mehr nötig.
- Der Patient ist anderorts in Betreuung.
- Der Patient verweigert die Nachsorge.

In allen diesen Fällen sind Abschlußdaten zu erheben. Falls das Ausscheiden des Patienten nicht todesbedingt ist, sollen seine letzten verfügbaren Befunde als Verlaufsdaten erfaßt werden.

Bei Patienten mit mehreren Tumoren (also auch mehreren Tumoridentifikationsnummern) ist folgendes zu beachten:

- Falls die Betreuung für einen dieser Tumoren beendet ist, werden Abschlußdaten für diesen Tumor erhoben.
- Falls die Betreuung für alle Tumoren eines Patienten beendet ist (z.B. wegen Tod oder Ortswechsel), werden gemeinsame Abschlußdaten für alle betreuten Tumoren angelegt. In diesem Falle ist bei der Tumoridentifikationsnummer (s. 1.2) "A" (Alle) einzutragen.

Die Abschlußdaten sind, abgesehen vom Tod des Patienten, nicht in jedem Fall als Ende der Dokumentation anzusehen. Es ist durchaus denkbar, daß ein Patient später wieder in die Betreuung des Zentrums eintritt und weitere Verlaufsdaten angelegt werden. Sind Abschlußdaten das zuletzt angelegte Dokument, zeigen sie das Ausscheiden des Patienten aus dem Betreuungsprogramm an.

7.1 Grund und Datum des Ausscheidens

7.1.1 Grund des Ausscheidens aus der Nachsorge / Betreuung

In diesem Feld wird dokumentiert, warum das Register nicht mehr nach weiteren Informationen über den Krankheitsverlauf forscht.

T = Patient verstorben (**Tod**)
L = Patient nicht mehr auffindbar (Lost to follow-up)
N = Betreuung/Nachsorge nicht mehr nötig
B = Patient ist andernorts in der **Betreuung**
V = Patient verweigert weitere Betreuung
X = Unbekannt

Ist der Patient andernorts in Betreuung ("B"), soll in einem Klartextfeld die betreuende Institution vermerkt werden.

7.1.2 Datum der letzten Information über den Patienten

Bei Patienten, die nicht verstorben sind, wird das Datum eingetragen, von dem die letzten Informationen über den Patienten stammen. Erfaßt werden Tag (zweistellig), Monat (zweistellig) und Jahr (vierstellig).

7.2 Quelle der Angaben

In diesem Feld wird dokumentiert, aus welchen Quellen die Abschlußdaten erhalten wurden, so daß deren Verläßlichkeit beurteilt werden kann.

E = **Eigenes Zentrum**
R = **Anderes Register**
K = Andere **Klinik** (außerhalb eigenes Zentrum)
A = Niedergelassener Arzt
M = Meldeamt
S = Sonstige
X = Unbekannt

Falls die Angaben von anderen Kliniken, Registern oder niedergelassenen Ärzten übernommen wurden, sollte deren Adresse im Klartext erfaßt werden.

Bei verstorbenen Patienten werden zusätzlich folgende Daten erhoben:

7.3 Sterbedatum

Erfaßt werden Tag (zweistellig), Monat (zweistellig) und Jahr (vierstellig) des Todes des Patienten.

7.4 Todesursache

Die auf dem Totenschein vermerkten Todesursachen werden entsprechend der Kausalkette nach den Vorschriften der WHO nach ICD-9 [7] oder ICD-10 [28] verschlüsselt:

7.4.1 Direkte Todesursache

7.4.2 Vorausgegangene Ursache

7.4.3 Vorausgegangenes Grundleiden

7.4.4 Andere wesentliche Erkrankungen, die zum Tode beigetragen haben

Unter 7.4.4. können bis zu drei Erkrankungen verschlüsselt werden.

7.5 Tod tumorbedingt ?

J = **Ja** (Tod tumorbedingt, inkl. Folgeerkrankungen des Tumors)
B = Tod an **Behandlungskomplikationen**, Nebenwirkungen oder therapiebedingten Folgeerkrankungen
N = **Nein** (Tod nicht im Zusammenhang mit Tumor oder Tumorbehandlung)
X = Unbekannt

7.6 Gesamtbeurteilung des Tumorgeschehens

O = Postoperativ R0, Tumormarker nicht berücksichtigt oder nicht bekannt
F = Postoperativ R0 (free of tumor, FT), Tumormarker 4 Monate nach Operation negativ (R0a nach [21])
M = Postoperativ R0, anhaltend erhöhte Tumormarker oder Markeranstieg in den ersten 4 Monaten nach Tumorresektion (R0b nach [21])
V = Vollremission (complete remission, CR)
T = Teilremission / mindestens 50% Rückgang des Tumors (partial remission, PR)
B = Kriterien für Teilremission nicht erfüllt (minimal response, MR)
K = **Keine Änderung** (no change, NC)
D = **Divergentes Geschehen**
P = **Progression**
U = Beurteilung **unmöglich**
X = Unbekannt (fehlende Angabe)

7.7 Autopsie durchgeführt?

J = Ja
N = Nein
X = Unbekannt

8 Autopsiedaten

Nach Autopsien werden die nachfolgenden Daten dokumentiert. Bei Vorliegen mehrerer syn- oder metachroner Tumoren sind, soweit eine Aufgliederung möglich ist, die Autopsiebefunde für jeden Tumor getrennt unter Angabe der Tumoridentifikationsnummer (s. 1.2) zu erfassen.

8.1 Datum der Autopsie

Erfaßt werden Tag (zweistellig), Monat (zweistellig) und Jahr (vierstellig) der Autopsie.

8.2 Pathologisches Institut

Die Angabe des Pathologischen Instituts, in dem die Autopsie durchgeführt wurde, erfolgt im Klartext.

8.3 Institutsnummer

Die Vergabe einer Nummer für das Institut, an dem die autoptischen Befunde erhoben wurden, obliegt dem dokumentierenden Zentrum.

8.4 Tumorhistologie

Ausführliche Angaben zur Histologiedokumentation s. 2.11.

8.5 Histopathologisches Grading

S. hierzu 2.13.

8.6 Tumorausbreitung

Mit den folgenden Merkmalen soll die bei der Autopsie festgestellte Situation der Tumorerkrankung bezüglich Primärtumor, regionären Lymphknoten und Fernmetastasen dokumentiert werden.

8.6.1 Primärtumor

K = Kein Tumor nachweisbar
T = Tumorreste (Residualtumor)
R = Lokalrezidiv
F = Fraglicher Befund
X = Unbekannt

8.6.2 Lokalisation des Primärtumors

Es soll entsprechend 2.9 die Lokalisation des Primärtumors nach dem Tumorlokalisationsschlüssel eingetragen werden. Hierdurch können die Fälle erfaßt werden, bei denen sich durch die Autopsie eine andere Tumorlokalisation herausstellt als in den Diagnosedaten angegeben.

8.6.3 Regionäre Lymphknoten

K = Keine regionären Lymphknotenmetastasen
T = Residualtumor in regionären Lymphknoten
R = Lymphknotenrezidiv / neu aufgetretene Lymphknotenmetastasen
F = Fraglicher Befund
X = Unbekannt

8.6.4 Fernmetastasen

8.6.4.1 Art der Fernmetastasen

K = Keine Fernmetastasen
M = Verbliebene Fernmetastasen
R = Neu aufgetretene Fernmetastasen (Rezidiv)
F = Fraglicher Befund
X = Unbekannt

8.6.4.2 Lokalisation der Fernmetastasen

Alle nachgewiesenen Lokalisationen von Fernmetastasen werden erfaßt. Die Codierung erfolgt nach dem TNM-Kurzschlüssel. Generalisierte Metastasierung wird mit "GEN" gekennzeichnet. Wenn eine genauere Codierung gewünscht wird, soll nach dem Tumor-lokalisationsschlüssel [24] verschlüsselt werden.

Der Kurzschlüssel lautet:

PUL = Lunge
OSS = Knochen
HEP = Leber
BRA = Hirn
LYM = Lymphknoten
MAR = Knochenmark
PLE = Pleura
PER = Peritoneum
ADR = Nebennieren
SKI = Haut
OTH = Andere Organe
GEN = Generalisierte Metastasierung

8.7 Autoptisches Tumorstadium

8.7.1 Für die Dokumentation des autoptischen Tumorstadiums verwendete Klassifikation

T = TNM
A = Ann Arbor
S = Sonstige

"S" (Sonstige) erfordert eine zusätzliche Klartextangabe der verwendeten Klassifikation.

8.7.2 TNM-Klassifikation

S. hierzu auch 2.14.2. Beim autoptischen TNM wird das Präfix "a" verwendet. Der C-Faktor braucht nicht angegeben zu werden.

8.7.3 Ann-Arbor-Klassifikation

S. hierzu auch 2.14.3.

8.7.4 Sonstige Klassifikation

Falls unter 8.4.1 "S" (Sonstige) codiert wurde, kann an dieser Stelle die Notation aus dem entsprechenden Schlüssel eingetragen werden.

Literatur

1. AJCC (American Joint Committee on Cancer): Manual for Staging of Cancer. 3rd ed. (O. H. Beahrs, D. E. Henson, R. V. P. Hutter, M. H. Myers, eds) Lippincott, Philadelphia 1988
2. Arbeitskreis Chirurgie der Deutschen Gesellschaft für Medizinische Dokumentation, Informatik und Statistik (Hrsg.): Operativer Therapieschlüssel; zusammengestellt von O. Scheibe. 2. Auflage, rev. 1990 (erh. über Prof. Dr. R. Thurmayr, Institut für Medizinische Statistik und Epidemiologie der TU München, Ismaninger Str. 22, 81675 München)
3. Bennett, J. M., Catovsky, D., Daniel, M. T., Flandrin, G., Galton, D. A. G., Gralnick, H. R., Sultan, C.: Proposals of the Classification of the Acute Leukaemias. French-American-British (FAB) Cooperative Group; Brit. J. Haematol. 33 (1976) 451-458
4. Binet, J. L., Catovsky, D., Chandra, P., Dighiero, G., Montserrat, E., Rai, K. R., Sawitzky, A.: Chronic Lymphocytic Leukaemia - Proposal for a Revised Prognostic Staging System. Report from the International Workshop on CLL. Brit. J. Haematol. 48 (1981) 365-367
5. Binet, J. L., Auquier, A., Dighiero, G., Chastang, C., Piguet, H., Goasguen, J., Vaugier, G., Potron, G., Colona, P., Oberling, F., Thomas, M., Tchernia, G., Jacquillat, C., Boivin, P., Lesty, C., Duault, M. T., Monconduit, M., Belabbes, S., Gremy, F.: A New Prognostic Classification of Chronic Lymphocytic Leukaemia Derived from a Multivariate Survival Analysis. Cancer 48 (1981) 198-206
6. Bozzo, P.: Implementing Quality Assurance. ASCP Press, Chicago 1991
7. Bundesminister für Jugend, Familie und Gesundheit (Hrsg.): Internationale Klassifikation der Krankheiten, Verletzungen und Todesursachen (ICD), 9. Revision, 2. Auflage; Bände IA, IB und II. Verlag W. Kohlhammer, Köln 1988
8. Carbone, P. P., Kaplan, H. S., Musshoff, K., Smithers, D. W., Tubiana, M.: Report of the Comittee on Hodgkin's Disease Staging Classification. Cancer Res. 31 (1971) 1860-1861
9. Centralized Cancer Patient Data System: Data Acquisition Manual. Version 2, Stand Juni 1981. Statistical Analysis and Quality Control Center. (Seattle / Wash. 1981)
10. Durie, B. G. M., Salmon, S. E.: A Clinical Staging System for Multiple Myeloma. Cancer 36 (1975) 842-854
11. Friedrich-Wingert-Stiftung: ICPM - Internationale Klassifikation der Prozeduren in der Medizin. Deutsche Fassung. Version 1.0. Verantwortlich für die deutsche Fassung R. Thurmayr, C. Kolodzig, F. Diekmann. Blackwell Wissenschaft, Berlin 1994
12. Haunhorst, R., Schunck, R.: Fachbezogene Diagnose-, Therapie- und Komplikationsschlüssel für die Chirurgie. MMW 124 (1982) 599-600
13. Haunhorst, R.: Entwicklung von Schlüsselsystemen für Diagnosen, Komplikationen und Therapien sowie schlüsselunabhängiger Klassifikationen für die Chirurgie. Dissertation, Bonn 1990
14. Hermanek, P., Scheibe, O., Spiessl, B., Wagner, G. (Hrsg.): TNM Klassifikation maligner Tumoren. 4. Auflage, Revision 1992. Springer Verlag, Berlin, Heidelberg, New York, London, Paris, Tokyo, Hongkong, Barcelona, Budapest 1993
15. Kaiser, G.: Servicefunktionen Klinischer Krebsregister. In: Arbeitsgruppe zur Koordination Klinischer Krebsregister (AKKK) (Hrsg.): Entwicklungstendenzen der Tumordokumentation in Klinik und Nachsorge, Tagungsband zur 6. Informationstagung Tumordokumentation. Verlag der Ferber'schen Universitätsbuchhandlung, Gießen 1993.
16. Miller, A. B., Hoogstraten, B., Staquet, M., Winkler, A.: Reporting Results of Cancer Treatment. Cancer 47 (1981) 207-214
17. Nationale Raad voor de Volksgezondheit (NRV), Werkgroep Classificatie en Coderingen (WCC) (Hrsg.): WCC-standaardclassificatie van medisch specialistische verrichtingen (ICPM-DE). Version 2.0, 1990. Erh. über NRV-WCC, Postbus 7100, NL-2701 AC Zoetermeer, Niederlande

18. Percy, C., van Holten, V., Muir, C. (Hrsg.): International Classification of Diseases for Oncology (ICD-O), 2nd edition, World Health Organization (WHO), Genf 1990
19. Rai, K. R., Sawitsky, A., Cronkite, E. P., Chanana, A. D., Levy, R. N., Pasternack, B. S.: Clinical Staging of Chronic Lymphocytic Leukaemia. Blood 46 (1975) 219-234
20. Schwenk, W., Böhm, B., Stock, W.: Klinische Basisdokumentation in der Chirurgie. Zbl. Chir. 115 (1990) 1481-1490
21. UICC (Hermanek, P., Henson, D. E., Hutter, R. V. P., Sobin, L. H., eds.): TNM Supplement 1993. A Commentary on Uniform Use. Springer Verlag, Berlin, Heidelberg, New York, London, Paris, Tokyo, Hongkong, Barcelona, Budapest 1993
22. UICC - CICA: International Cancer Patient Data Exchange Project - Data Manual. UICC, Genf 1977, 2. Edit. (Genf 1978)
23. Vereinigung Schweizerischer Krankenhäuser (VESKA), Kommission für medizinische Statistik und Dokumentation (Hrsg.): Operationsschlüssel VESKA. Verlag VESKA, CH-5001 Aarau (Schweiz) 1986
24. Wagner, G. (Hrsg.): Tumorlokalisationsschlüssel. 5. Auflage, Springer Verlag, Berlin, Heidelberg, New York, London, Paris, Tokyo, Hongkong, Barcelona, Budapest 1993
25. Wagner, G., Grundmann, E. (Hrsg.): Basisdokumentation für Tumorkranke. 3. Auflage, Springer Verlag, Berlin, Heidelberg, New York 1983
26. Wagner, G., Hermanek, P.: Organspezifische Tumordokumentation. Springer Verlag (im Druck)
27. World Health Organization (WHO): Handbook for Standardized Cancer Registries. World Health Organization, Genf 1976
28. World Health Organization (WHO): International Statistical Classification of Diseases and Related Health Problems, 10th Revision, Vol. 1 (ICD-10). World Health Organization, Genf 1992
29. World Health Organization (WHO): International Classification of Procedures in Medicine (ICPM). World Health Organization, Genf 1978
30. World Health Organization (WHO): WHO Handbook for Reporting Results of Cancer Treatment. WHO Offset Publication No. 48. World Health Organization, Genf 1979
31. Young, J. L.: The hospital-based cancer registry. In: Jensen, O. M., Parkin, D. M., MacLennan, R., Muir, C. S., Skeet, R. G., eds.: Cancer Registration: Principles and Methods. International Agency for Research on Cancer (IARC), Lyon 1991

Anhang 1: Schlüssel

Schlüssel I

Gebietsschlüssel für die Strahlentherapie

1. ZNS

1.1 Hirnschädel
1.2 Kleinhirn
1.3 Hypophyse
1.4 Siebbein
1.5 Orbita
1.6 Retrobulbärregion
1.7 Myelon

2. Kopf / Hals

2.1 Wange
2.2 Tonsille
2.3 Schilddrüse
2.4 Nasopharynx
2.5 Oropharynx
2.6 Hypopharynx
2.7 Oberkiefer
2.8 Unterkiefer
2.9 Mundboden
2.10 Zunge
2.11 Lippe
2.12 Larynx
2.13 Hals
2.14 Ohr
2.15 Nase
2.16 Nasennebenhöhlen
2.17 Gesichtsschädel

3. Thorax

3.1 Mediastinum
3.2 Hilus+Mediastinum
3.3 Hilus
3.4 Ösophagus
3.5 Lunge o.n.A.
3.6 Lunge zentral
3.7 Lunge peripher

4. Abdomen

4.1 Abdomen
4.2 Leber
4.3 Leberhilus
4.4 Milz
4.5 Milzstiel
4.6 Magen
4.7 Pankreas

5. Kleines Becken

5.1 kleines Becken
5.2 Beckenwand
5.3 Beckenschaufel
5.4 Rektum
5.5 Sakralhöhle
5.6 Analfeld

6. Urogenitalsystem

6.1 Niere
6.2 Nebenniere
6.3 Blase
6.4 Prostata
6.5 Hoden

7. Wirbelsäule

7.1 Halswirbelsäule
7.2 Brustwirbelsäule
7.3 Lendenwirbelsäule
7.4 Paravertebralgebiet
7.5 Sonstige Knochen

8. Brust

8.1 Brustwand
8.2 Sternum
8.3 Mamma
8.4 Axilla

9. Extremitäten

9.1 Hüfte
9.2 Oberschenkel
9.3 Unterschenkel
9.4 Fuß
9.5 Schulter/Hals-Region
9.6 Oberarm
9.7 Unterarm
9.8 Hand

10. Weibl. Genitale

10.1 Cervix uteri
10.2 Corpus uteri
10.3 Parametrien
10.4 Ovar
10.5 Vagina
10.6 Vulva

11. Haut

12. Spezielle Felder

12.1 Ganzkörper
12.2 Halbkörper supra-diaphragmal
12.3 Halbkörper infra-diaphragmal

13. Lymphknoten

13.1 Inguinale LK
13.2 Iliakale LK
13.3 Paraaortale LK
13.4 Subphrenische LK
13.5 Submentale LK
13.6 Mantelfeld
13.7 Y-Feld
13.8 Zervikale LK
13.9 Supraklavikul. LK
13.a Axilläre LK
13.b Sternale und retrosternale LK
13.c Beckenlymphabfl.

14. Sonstige Gebiete

X. Fehlende Angabe

Schlüssel II

Komplikationen der operativen Therapie

Kürzel:	Komplikationen (alphabetisch geordnet)
ABD	Abszeß in einem Drainagekanal
ABS	Abszeß, intraabdominaler oder intrathorakaler (z.B. Leberabszeß, subphrenischer Abszeß)
ASF	Abszeß, subfaszialer
ANI	Akute Niereninsuffizienz
AEP	Alkoholentzugspsychose
ALR	Allergische Reaktion ohne Schocksymptomatik
ANS	Anaphylaktischer Schock
AIN	Anastomoseninsuffizienz
API	Apoplektischer Insult
BIF	Biliäre Fistel
BOG	Blutung, obere gastrointestinale (z.B "Streßulkus")
BOE	Bolusverlegung eines Endotubus
BSI	Bronchusstumpfinsuffizienz
CHI	Cholangitis
DIC	Disseminierte intravasale Koagulopathie
DEP	Drogenentzugspsychose
DLU	Druck- und Lagerungsschäden, z.B. Dekubitalulzera
DSI	Duodenalstumpfinsuffizienz
ENF	Enterale Fistel
GER	Gerinnungsstörung
HEM	Hämatemesis
HUR	Hämaturie
HAE	Hämorrhagischer Schock
HFI	Harnfistel
HNK	Hautnekrose im Operationsbereich
HZI	Herzinsuffizienz
HRS	Herzrhythmusstörungen
HNA	Hirnnervenausfälle
HOP	Hirnorganisches Psychosyndrom (z.B. "Durchgangssyndrom")
HYB	Hyperbilirubinämie
HYF	Hypopharynxfistel
IFV	Ileofemorale Venenthrombose
KAS	Kardiogener Schock
KES	Komplikationen einer Stomaanlage
KIM	Komplikation eines Implantates (Gefäßprothese, Totalendoprothese, Katheter), z.B. Dislokation
KRA	Krampfanfall
KDS	Kurzdarmsyndrom

LEV	Leberversagen
LOE	Lungenödem
LYF	Lymphfistel
LYE	Lymphozele
MES	Magenentleerungsstörung
MPS	Mechanische Darmpassagestörung (Subileus, Ileus)
MED	Mediastinitis
MAT	Mesenterialarterien- oder -venenthrombose
MYI	Myokardinfarkt
RNB	Nachblutung, revisionsbedürftig, anderweitig nicht erwähnt
NAB	Nachblutung, nicht revisionsbedürftig, anderweitig nicht erwähnt
NIN	Nahtinsuffizienz, anderweitig nicht erwähnt
OES	Ösophagitis
OSM	Osteitis, Osteomyelitis
PAF	Pankreasfistel
PIT	Pankreatitis
PAB	Peranale Blutung
PPA	Periphere Parese
PAV	Peripherer arterieller Verschluß (Embolie, Thrombose)
PER	Peritonitis
PLB	Platzbauch
PEY	Pleuraempyem
PLE	Pleuraerguß
PMN	Pneumonie
PNT	Pneumothorax
PDA	Protrahierte Darmatonie (paralytischer Ileus)
PAE	Pulmonalarterienembolie
RPA	Rekurrensparese
RIN	Respiratorische Insuffizienz
SKI	Septische Komplikation eines Implantates
SES	Septischer Schock
SFH	Störungen des Flüssigkeits-, Elektrolyt- und Säurebasenhaushaltes
STK	Stomakomplikation (z.B. Blutung, Nekrose, Stenose)
TZP	Thrombozytopenie
TIA	TIA (transitorische ischämische Attacke) oder RIND (reversibles ischämisches neurologisches Defizit)
TRZ	Transfusionszwischenfall
WUH	Wundhämatom (konservativ therapiert)
WSS	Wundheilungsstörung, subkutane

Schlüssel III

Empfehlungen für die Bewertung von Nebenwirkungen (Miller et al., [16])

Kürzel		Grad 0	Grad 1
	Blut (Erwachsene):		
HGL	Hämoglobin (1=g/100ml, 2=g/l, 3=mmol/l)	$\geq 11,0^1$ $\geq 110^2$ $\geq 6,8^3$	$9,5 - 10,9^1$ $95 - 109^2$ $5,8 - 6,7^3$
LEU	Leukozyten ($1000/mm^3$)	≥ 4.0	3,0-3,9
GRA	Granulozyten ($1000/mm^3$)	$\geq 2,0$	1,5-1,9
THR	Plättchen ($1000/mm^3$)	≥ 100	75-99
BLU	Hämorrhagie	Keine	Petechien
	Gastrointestinaltrakt:		
BIL	Bilirubin	$\leq 1,25 \times N^a$	$1,26 - 2,5 \times N^a$
TRA	Transaminasen (SGOT/SGPT)	$\leq 1,25 \times N^a$	$1,26 - 2,5 \times N^a$
ALK	Alkalische Phosphatase	$\leq 1,25 \times N^a$	$1,26 - 2,5 \times N^a$
ORA	Oral	Keine Änderung	Mißgefühl, Rötung
UBL	Übelkeit / Erbrechen	Nicht vorhanden	Übelkeit
DIA	Diarrhoe	Keine	Vorübergehend, ≤ 2 Tage
	Nieren, Blase:		
HAR	Blutharnstoff	$\leq 1,25 \times N^a$	$1,26-2,5 \times N^a$
KRE	Kreatinin	$\leq 1,25 \times N^a$	$1,26-2,5 \times N^a$
PRO	Proteinurie	Keine	$1+$ $< 0,3g\%$ $< 3g/l$
HUR	Hämaturie	Keine	Mikroskopisch
LUN	Lunge	Keine Änderung	Leichte Symptome
FIE	Fieber nach Medikation	Keins	Fieber $< 38°C$
ALL	Allergie	Keine	Ödeme
HAU	Haut	Keine Änderung	Erytheme
HAA	Haare	Keine Änderung	Leichter Haarausfall
INF	Infektion (Herd angeben)	Keine	Leichte Infektion
	Herz:		
RHY	Rhythmus	Keine Änderung	Sinustachykardie, >110 in Ruhe
FUN	Funktion	Keine Änderung	Asymptomatisch, aber pathologische Herzbefunde
PER	Perikarditis	Keine Änderung	Asymptomatischer Perikarderguß
	Neurotoxizität:		
BEW	Bewußtseinszustand	Wach, lebendig	Vorübergehende Lethargie
NER	Periphere Nerven	Unbeeinträchtigt	Parästhesien und/oder verminderte Sehnenreflexe
OBS	Obstipation[b]	Keine	Leichte
DOL	Schmerz[c]	Keiner	Wenig

a   Obergrenze des Normalwertes beim untersuchten Patientenkollektiv
b   Hierbei nicht berücksichtigt: Obstipation aufgrund von Narkotika
c   Hierbei wird "Schmerz" nur im Zusammenhang mit der Therapie, nicht krankheitsbedingt bewertet. Je nach Toleranzgrenze des Patienten kann die Anwendung von Narkotika für die Schmerzeinstufung hilfreich sein

Kürzel	Grad 2	Grad 3	Grad 4
	Blut (Erwachsene):		
HGL	$8,0-9,4^1$ $80-94^2$ $4,95-5,75^3$	$6,5-7,9^1$ $65-79^2$ $4,0-4,9^3$	$<6,5^1$ $<65^2$ $<4,0^3$
LEU	2.0-2,9	1,0-1,9	<1,0
GRA	1,0-1,4	0,5-0,9	<0,5
THR	50-74	25-49	<25
BLU	Leichter Blutverlust	Schwerer Blutverlust	Schwächender Blutverlust
	Gastrointestinaltrakt:		
BIL	$2,6-5 \times N^a$	$5,1-10 \times N^a$	$>10 \times N^a$
TRA	$2,6-5 \times N^a$	$5,1-10 \times N^a$	$>10 \times N^a$
ALK	$2,6-5 \times N^a$	$5,1-10 \times N^a$	$>10 \times N^a$
ORA	Rötung, Ulzera; feste Nahrung möglich	Ulzera; nur Flüssignahrung erforderlich	Ernährung nicht möglich
UBL	Gelegentliches Erbrechen	Therapiebedürftiges Erbrechen	Therapieresistentes Erbrechen
DIA	Erträglich, aber > 2 Tage	Unerträglich, therapiebedürftig	Hämorrhagische Dehydratation
	Nieren, Blase:		
HAR	$2,6-5 \times N^a$	$5-10 \times N^a$	$>10 \times N^a$
KRE	$2,6-5 \times N^a$	$5-10 \times N^a$	$>10 \times N^a$
PRO	$2-3+$ $0,3-1,0$ g% $3-10$ g/l	$4+$ $>1,0$ g% >10 g/l	Nephrotisches Syndrom
HUR	Schwer	Schwer + Gerinnsel	Obstruktive Uropathie
LUN	Dyspnoe bei Anstrengung	Dyspnoe in Ruhe	Strenge Bettruhe erforderlich
FIE	Fieber 38°C-40°C	Fieber > 40°C	Fieber mit Hypotension
ALL	Bronchospasmus; keine parenterale Therapie erforderlich	Bronchospasums; parenterale Therapie notwendig	Anaphylaxie
HAU	Trockene Desquamation, Blasenbildung, Pruritus	Feuchte Desquamation, Ulzeration	Exfol. Dermatitis; nekrot. Veränderungen, die chir. Eingriffe erfordern
HAA	Mäßige, fleckige Alopezie	Vollständ. Alopezie, aber behebbar	Irreversible Alopezie
INF	Mittelstarke Infektion	Starke Infektion	Starke Infektion mit Hypotension
	Herz:		
RHY	Monotope VES, Vorhofarrhythmie	Polytope VES (ventrikuläre Extrasystolen)	Ventrikuläre Tachykardie
FUN	Vorüberg. Dysfunkt. m. Symptomen, aber nicht therapiebed.	Dysfunktion mit Symptomen, therapeutisch beeinflußbar	Dysfunktion mit Symptomen, therapieresistent
PER	Symptomatisch, keine Drainage erforderlich	Tamponade; Drainage erforderlich	Tamponade; chirurgischer Eingriff erforderlich
	Neurotoxizität:		
BEW	Somnolenz<50% d. Wachphase	Somnolenz >50% der Wachphase	Koma
NER	Schwere Parästhesien und/oder leichte motorische Schwäche	Unerträgl. Parästhesien und/oder deutliche motorische Schwäche	Lähmung
OBS	Mäßige	Aufgetriebener Leib	Aufgetriebener Leib und Erbrechen
DOL	Mäßig	Schwer	Sehr schwer (unbeherrschbar)

Schlüssel IV

Folgeerkrankungen und Folgezustände der operativen Therapie

Allgemein:

EME	Emesis
GEW	Gewichtsverlust
IAP	Inappetenz
INF	Infektneigung
KAC	Kachexie
NAU	Nausea
PHS	Phantomschmerz
SMC	Schmerzen, chronische
ALS	Allgemeine Folgeerkrankungen, sonstige

Bauchraum, Gastrointestinaltrakt:

ARI	Abszeß, rezidivierender intraabdominaler
BSS	Blindsacksymptomatik
BRI	Briden
CHR	Cholangitis, rezidivierende
DAD	Darmadhäsionen
DFI	Darmfistel
DAS	Darmstenose
DIA	Diarrhoe
FFE	Fehlfunktion oder Fehllage eines Endotubus
FDU	Frühdumping
GFI	Gallefistel
ILS	Ileostomie
LAB	Leberabszeß
MDF	Magen- oder Duodenalernährungsfistel (z. B. PEG, Witzelfistel)
MAB	Malabsorption
MDI	Maldigestion
MET	Meteorismus
NHR	Narbenhernie (z. B. perineale)
OBS	Obstipation
OFI	Ösophagusfistel
PFI	Pankreasfistel
PAT	Pankreatitis, rezidivierende oder chronische
POG	Postgastrektomiesyndrom
REO	Refluxösophagitis
RPF	Retroperitonealfibrose
SFI	Sakralfistel nach Proktektomie

SST	Schluckstörungen
SSD	Sigmoidostomie, doppelläufige
SSE	Sigmoidostomie, endständige
SDU	Spätdumping
STE	Steatorrhoe
STS	Stomaanlage, sonstige
STI	Stuhlinkontinenz
SZS	Syndrom der zuführenden Schlinge
TRS	Transversostomie
BAS	Folgeerkrankung des Bauchraumes und Gastrointestinaltraktes, sonstige

Herz, Kreislauf, Blutgefäße, Blut:

ANA	Anämie
ARH	Arrhythmieneigung, Herzrhythmusstörung
DSP	Durchblutungsstörung, periphere
HPL	Hypertonie, pulmonale
TVS	Thrombose der Vena subclavia bzw. axillaris, Beckenvenenthrombose
THS	Thrombosen und postthrombotische Syndrome, sonstige
THR	Thrombozytose, erhöhte Gerinnungsneigung
VDH	Verziehung der Herzachse
HKS	Folgeerkrankung von Herz, Kreislauf, Blutgefäßen und Blut, sonstige

Atemwege, Lunge, Thorax:

DTF	Ductus-Thoracicus-Fistel
EMP	Empyemresthöhle, persistierende
HEI	Heiserkeit
HYV	Hyperventilation
LRS	Larynx- bzw. Ringknorpelstenose
PYM	Pleuraempyem
PEC	Pleuraerguß, chylöser
PSW	Pleuraschwielen
PTP	Pneumothorax, persistierender
PTS	Pneumothorax, spontaner
PIN	Pulmonale Insuffizienz
TST	Trachealstenose
TBC	Tracheobronchitis, chronische
TOF	Tracheoösophageale Fistel
TSA	Tracheostoma
ATS	Folgeerkrankung von Atemwegen, Lunge und Thorax, sonstige

Niere und ableitende Harnwege:

BFI	Blasenfistel
BHS	Blasenhalsstenose
BST	Blasensteine
BLV	Blasenverlagerung
DKA	Dauerkatheterisierung
HIN	Harninkontinenz
HYN	Hydronephrose
MIK	Miktionsstörung, prolongierte Blasenentleerung
NLI	Nephrolithiasis
NBL	Neurogene Blase
NIA	Nierenabszeß
NIZ	Niereninsuffizienz
PYN	Pyelonephritis
RHB	Restharnbildung
STZ	Stoma nach Zystektomie
SIN	Streßinkontinenz
UDI	Ureterdilatation
UFI	Ureterfistel
URS	Ureterstenose
ZYS	Zystitis, Bakteriurie
NIS	Folgeerkrankung der Nieren und ableitenden Harnwege, sonstige

Genitalsystem:

ALP	Algopareunie, Dyspareunie
AZS	Azoospermie
EJS	Ejakulationsstörung
INT	Infertilität
OZS	Oligozoospermie
PVO	Potenzverlust, organischer
VFI	Vaginalfistel
VHE	Vaginalhernie
VSV	Verkürzung oder Schrumpfung der Vagina
VLV	Verlagerung der Vagina
GES	Folgeerkrankung des Genitalsystems, sonstige

Knochen, Bindegewebe, Weichteile:

ASS	Abszeß, anderweitig nicht einzuordnen
BDH	Bewegungseinschränkung des Hüftgelenks
BDS	Bewegungseinschränkung des Schultergelenks
BSG	Bewegungseinschränkung eines sonstigen Gelenks
FWI	Fehlhaltung der Wirbelsäule
FIS	Fistel, anderweitig nicht einzuordnen
LYA	Lymphödem des Armes
LYS	Lymphödem, sonstiges

LYZ	Lymphozele
NFS	Narbenbildung mit funktioneller Störung
NKS	Narbenbildung mit kosmetischer Störung
NHE	Narbenhernie, anderweitig nicht einzuordnen
OMA	Osteomalazie
OSS	Osteomyelitis, anderweitig nicht erwähnt
OPO	Osteoporose
PHL	Phlegmone
PFG	Prothese als Folge von Gliedmaßenverlust
SOM	Sternumosteomyelitis
WSC	Wundheilungsstörung, chronische
KNS	Folgeerkrankung von Knochen, Bindegewebe und Weichteilen, sonstige

Haut und ihre Anhangsgebilde:

DPA	Dermatitis, perianale
DPY	Dermatitis, pyodermische
HAT	Hautatrophie
HNE	Hautnekrose
ULC	Ulkus, chronisches
HAS	Folgeerkrankung der Haut und ihrer Anhangsgebilde, sonstige

Hormonelle Störung:

DMP	Diabetes mellitus, pankreopriver
HPT	Hypoparathyreoidismus
HTH	Hypothyreose
MPV	Menopause, vorgezogene
OGM	Östrogen- oder Gestagenmangel
HOS	Hormonelle Störung, sonstige

Nervensystem und Sinnesorgane:

APA	Akzessoriusparese
GSL	Grenzstrangläsion (z.B. Stellatumläsion)
HSK	Hornerscher Symptomkomplex
HYT	Hyperthermie oder Hypohydrose der unteren Extremitäten
ISZ	Ischämie, zerebrale
LNP	Läsion des Nervus phrenicus
LNV	Läsion des Nervus vagus
NSA	Nervenausfälle, sekundäre periphere afferente (z.B. durch Narbendruck, Lagerungsschäden)
NAL	Neuralgie
NRM	Neurom
PEP	Parästhesie, periphere
PPS	Parese, periphere, anderweitig nicht einzuordnen
RCL	Rekurrensläsion

| SDG | Störung des Geruchssinnes |
| NSS | Folgeerkrankung an Nervensystem und Sinnesorganen, sonstige |

Psychische Folgen:

ANG	Ängste
DPR	Depressionen
NRS	Neurosen
PLP	Potenz- oder Libidoverlust, psychogener
PSS	Psychische Folgen, sonstige

Schlüssel V

Folgeerkrankungen der Strahlen- und Chemotherapie

Immunsuppresion:

BAK	Bakterielle und mykotische Infektionen, häufige
MYE	Einschränkung der Knochenmarksfunktion, (chronisch) persistierende
VIR	Virale Infektionen, häufige
IMS	Schädigung des Immunsystems, sonstige

Therapiebedingte Tumoren:

ALL	Akute lymphatische Leukämie
AML	Akute myeloische Leukämie
CLL	Chronische lymphatische Leukämie
CML	Chronische myeloische Leukämie
LUK	Lungenkrebs
MHG	Morbus Hodgkin
MDP	Myelodysplastisches Syndrom
NHL	Non-Hodgkin-Lymphom, malignes, sonstiges
OST	Osteosarkom
PLA	Plattenepithelkarzinom der Haut
THK	Schilddrüsenkarzinom
TUS	Solide Tumoren, sonstige

Nervensystem:

EEP	Entmarkungsenzephalopathie
HIA	Hirnatrophie
MML	Myelopathie mit Lähmungen
MLS	Myelopathie mit Lhermitte-Syndrom
MSS	Myelopathie mit Sensibilitätsstörungen
NPP	Neuropathie, persistierende periphere
RAG	Radionekrose des Gehirns
MYS	Rückenmarkschädigung, sonstige
HIS	Schädigung des Gehirns, sonstige

Sinnesorgane:

IOS	Innenohrschwerhörigkeit
KAT	Katarakt
OPT	Optikusschädigung
SIS	Schädigung von Sinnesorganen, sonstige

Mundhöhle:

KAR	Karies
TRI	Trismus
XER	Xerostomie
MUS	Schädigung im Bereich der Mundhöhle, sonstige

Gastrointestinaltrakt:

ENS	Enteritis mit Stenose
ENT	Enteritis ohne Stenose
FEN	Fistel, enterale
HEP	Hepatopathie
KOS	Kolitis mit Stenose
KOL	Kolitis ohne Stenose
OSO	Ösophagitis
PRS	Proktitis mit Stenose
PRO	Proktitis ohne Stenose
GAS	Schädigung des Gastrointestinaltraktes, sonstige

Herz:

MYO	Herzmuskelschädigung (z.B. Myokardfibrose)
KHK	Koronarsklerose
PEK	Perikarditis, obstruktive, Perikardfibrose
HES	Schädigung des Herzens, sonstige

Lunge und Atemwege:

LAO	Larynxödem
LFI	Lungenfibrose
PNE	Pneumonitis, chemo- und radiotherapieinduzierte
LUS	Lungenfunktionseinschränkung, sonstige

Niere und ableitende Harnwege:

BUL	Blasenulkus
NFE	Nierenfunktionseinschränkung, persistierende
NII	Niereninsuffizienz, terminale
UHY	Ureterstenose mit Hydronephrose
UST	Urethralstenose
SBL	Schrumpfblase
NHS	Schädigung von Nieren und Harnwegen, sonstige

Endokrine Organe:

SUF	Schilddrüsenunterfunktion
STH	Strahlenthyreoiditis
EOS	Schädigung der endokrinen Organe, sonstige

Gonaden:

AME	Amenorrhoe
AZO	Azoospermie
TER	Teratogener Effekt, Hinweis auf
GOS	Gonadenschädigung, sonstige

Knochen, Knorpel:

CHO	Chondromalazie, Knorpelnekrose
KNN	Knochennekrose
ORN	Osteoradionekrose
KKS	Knochen- und Knorpelschädigung, sonstige

Weichteile, Gelenke:

FIB	Fibrose
KON	Kontraktur
NEK	Nekrose

Haut und ihre Anhangsgebilde:

ALO	Alopezie, persistierende
HAF	Hautfibrosierung
PAR	Paravasat
RAD	Radioderm
RAY	Raynaud-Phänomen, persistierendes
ULK	Ulkus, chronisches
HSO	Schädigung der Haut und ihrer Anhangsgebilde, sonstige

Entwicklungsstörungen bei Kindern:

WAC	Wachstumsstörung
ESO	Entwicklungsstörung, sonstige somatische
EPS	Entwicklungsstörung, psychische

Sonstige Nebenwirkungen:

LOC	Lymphoedem, chronisches
SON	Folgeerkrankung, sonstige

Anhang 2: Dokumentationsbögen

Im folgenden sind Beispiele für Dokumentationsbögen aufgeführt. Sie sind in drei Gruppen aufgeteilt: herkömmliche (konventionelle) Dokumentationsbögen, vereinfachte Dokumentationsbögen und ein Fragebogen zur Erfassung der Lebensqualität.

Die herkömmlichen Dokumentationsbögen (Bögen 1-8) enthalten alle Items der Basisdokumentation und sind zur kompletten Verschlüsselung dieser Items geeignet. Ihr Dokumentationsteil ist entweder ein- oder zweiseitig gestaltet. Die Bögen mit zweiseitigem Dokumentationsteil für Diagnose-, Verlaufs- und Therapiedaten (Bögen 1-6) können als gefaltetes DIN-A3-Blatt realisiert werden, wodurch vier DIN-A4-Seiten entstehen. Auf der Vorderseite steht dann der Bogentitel und weitere, durch das dokumentierende Zentrum zu definierende Angaben. Die beiden Innenseiten enthalten die eigentlichen Items der Basisdokumentation. Die hier freigelassenen Flächen können für die zentrumsinterne Definition zusätzlicher, in der Basisdokumentation nicht enthaltener Items, beispielsweise Tumormarker, genutzt werden. Die vierte Seite (Rückseite) enthält die Verschlüsselungshilfen für Arzt oder Dokumentar. Für den Diagnosedatenbogen gibt es ein gesondertes Modell für Zentren, die an epidemiologische Register melden (Bogen 2). Er enthält einige zusätzliche Items, die in Kapitel 1, Item 1.8 beschrieben werden. Die Bögen mit einseitigem Dokumentationsteil für Abschluß- und Autopsiedaten (Bögen 7-8) bestehen aus einer Seite für die Dokumentation und einer weiteren Seite mit Verschlüsselungshilfen.

Die vereinfachten Dokumentationsbögen (Bögen 9-15) für Diagnose-, Verlaufs-, Therapie- und Abschlußdaten sind für Anwender vorgesehen, die im Umgang mit den Schlüsseln der Basisdokumentation nicht vertraut sind bzw. für die die Codierung zu zeitaufwendig ist, d. h. vor allem für behandelnde Ärzte. Jeder dieser Bögen besteht aus einer Seite mit Items und einer mit Verschlüsselungshilfen. Die Seite mit den Items enthält wie bei den herkömmlichen, oben beschriebenen Bögen eine freie Fläche zur zentrumsinternen Definition zusätzlicher, nicht in der Basisdokumentation enthaltener Items. Die Daten der vereinfachten Bögen müssen durch den Medizinischen Dokumentar entweder bei der Eingabe in ein EDV-gestütztes Tumordokumentationssystem oder beim Übertragen auf die herkömmlichen Bögen teilweise nachverschlüsselt werden.

Der Fragebogen zur Erfassung der Lebensqualität (Bogen 16) ist zweiseitig, ohne Titelblatt und ohne Verschlüsselungshilfen gestaltet. Es handelt sich um den Bogen QLQ C-30 der EORTC[1]. Die Fragen auf dem Bogen werden durch den Patienten selbst beantwortet. Der Bogen sollte jedoch nur dort zur Anwendung kommen, wo im Umgang mit psychometrischen Verfahren geschultes Personal zur Verfügung steht. Da für den Bogen ein Copyright existiert, darf er nicht für Gebrauchszwecke kopiert werden. Zentren, die ihn anwenden möchten, sollten mit dem EORTC Data Center Kontakt aufnehmen. Die Kontaktadresse ist: Mr. Said Serbouti, Ph.D., EORTC Data Center, Avenue E. Mounier 83, 1200 Brüssel, Belgien.

[1]Aaronson, N. K., Ahmedzai, S., Bergman, B., Bullinger, M., Cull, A., Duez, N.J., Filiberti, A., Flechtner, H., Fleishman, S. B., de Haes, J. C. J. M., Kaasa, S., Klee, M., Osoba, D., Razavi, D., Rofe, P. B., Schraub, S., Sneeuw, K., Sullivan, M., Takeda, F. for the European Organization for Research and Treatment of Cancer Study Group on Quality of Life: The European Organization for Research and Treatment of Cancer QLQ-C30: A Quality-of-Life Instrument for Use in International Clinical Trials in Oncology. J. Nat. Cancer Inst. 85 (1993) 365-376

Dokumentationsbogen 1:

Diagnosedaten

ADT Arbeitsgemeinschaft Deutscher Tumorzentren

Bogen 1

- Basisdokumentation für Tumorkranke -

DIAGNOSEDATEN

Name des Patienten: _____

Patientenidentifikations-Nr. ☐☐☐☐☐☐

Vorname(n): _____

Tumoridentifikations-Nr. ☐

Geburtsname: _____ Land: _____

Geschlecht (M = Männlich, W = Weiblich) ☐

Straße: _____

PLZ ☐☐☐☐☐ Ort: _____

Geburtsdatum — Tag ☐☐ . Monat ☐☐ . Jahr ☐☐☐☐

Telefon: _____

Klinik: _____

Zentrumsinternes Kennzeichen — Klinik-Nr. ☐☐☐☐

Abt.: _____ Station: _____

Fachrichtung 1.☐☐☐ 2.☐☐☐ 3.☐☐☐

---

1. Aufnahmedatum
(erste Aufnahme wegen des hier dokumentierten Tumors durch das Zentrum)

Tag ☐☐ . Monat ☐☐ . Jahr ☐☐☐☐

2. Quelle der Angaben _____ ☐
E = Eigenes Zentrum   R = Anderes Register   K = Andere Klinik   A = Niedergelassener Arzt
M = Meldeamt   S = Sonstige   X = Unbekannt

3.1 Korrektur bereits erfaßter Diagnosedaten?   N = Nein   J = Ja   ☐

3.2 Wenn ja, Korrekturdatum (Bekanntwerden der neuen Information)
Tag ☐☐ . Monat ☐☐ . Jahr ☐☐☐☐

4. Anlaß der Erfassung von Diagnosedaten ☐
E = Erstbehandlung   W = Weiterbehandlung   S = Symptomatische Therapie
L = Nachsorge/Langzeitbetreuung   D = Diagnostik   A = Anderes   X = Unbekannt

5. Tumorausprägung ☐
T = Primärtumor   P = Primärtumorrezidiv   L = Lymphknotenrezidiv   R = Lokoregionäres Rezidiv
M = Fernmetastase(n)   B = Lokoregionäres Rezidiv + Fernmetastase(n)   G = Generelle Progression

6. Datum der ersten ärztlichen Tumor(verdachts)diagnose
Tag ☐☐ . Monat ☐☐ . Jahr ☐☐☐☐

7. Anlaß für den Arztbesuch ☐
T = Tumorsymptomatik führte zum Arzt   F = Gesetzliche Früherkennungsmaßnahme
V = Nichtgesetzliche Vorsorgeuntersuchung   S = Selbstuntersuchung
L = Nachsorgeuntersuchung/Langzeitbetreuung   A = Andere Untersuchung   X = Unbekannt

8. Frühere Tumorerkrankungen   N = Nein   J = Ja   X = Unbekannt   ☐

falls ja, Lokalisation und Erkrankungsjahr

_____   Lok.-Schlüssel C☐☐.☐☐   Jahr ☐☐☐☐

_____   C☐☐.☐☐   ☐☐☐☐

_____   C☐☐.☐☐   ☐☐☐☐

9./10. Lokalisation des Primärtumors (nach Tumorlokalisationsschlüssel) und Seitenlokalisation
(Seite: R = Rechts   L = Links   B = Beidseits   M = Mittellinienzone   S = Systemerkrankung   X = Unbekannt)

Primärlokalisation _____   Lok.-Schlüssel C☐☐.☐☐   Seite ☐

Zusätzl. Lokalisationen _____   C☐☐.☐☐   ☐

C☐☐.☐☐   ☐

11. Tumorhistologie (WHO-Klassifikation)

_____

ICD-O

M-☐☐☐☐ / ☐

Zusätzl. Histologie _____

M-☐☐☐☐ / ☐

12. Bestätigung der Tumorhistologie durch andere Institution? ☐

N = Nein   R = Register oder Referenzpathologie einer Studie   A = Anderes Pathologisches Institut   B = R + A

13. Grading (Schlüssel siehe Rückseite) _____ ☐

14. Tumorstadium   14.1   Verwendeter Schüssel _____ ☐

T = TNM   A = Ann Arbor   R = Rai   B = Binet   C = Chronische Myeloische Leukämie   F = FAB-Klassifikation
D = Durie und Salmon   S = Sonstige   X = Unbekannt oder keine Klassifikation anwendbar

14.2 TNM-Klassifikation ☐ᵞ ☐ᵖ T☐☐☐☐(☐) C☐ ☐ᵖ N☐☐☐ C☐ ☐ᵖ M☐☐☐ C☐

14.3 Ann-Arbor-Klassifikation

Stadium	A/B Kategorie	Extra-lymphatisch	Milz	Kno-chen	Kno-chen-mark	Lunge	Leber	Gehirn	Pleura	Peri-toneum	Neben-niere	Haut	Andere
☐	☐	☐	☐	☐	☐	☐	☐	☐	☐	☐	☐	☐	☐

1-4 =   A = Kateg. A   K = Kein Befall   N = Organ nicht befallen (klin.)   U = Organ nicht befallen (mikr.)
Stadium I-IV   B = Kateg. B   E = Befall   B = Organbefall (klinisch)   M = Organbefall (mikroskopisch)
X = Unbekannt   X = Unbekannt   X = Unbekannt   X = Unbekannt

14.4– Sonstige Klassifikationen _____   Stadium: ☐☐
14.7   Bitte Klartext, falls nicht unter 14.1 verschlüsselt   (siehe Rückseite)

15.2 Lokalisation von Fernmetastasen (Schlüssel siehe Rückseite)

Kurzschlüssel

_____   ☐☐☐

_____   ☐☐☐

_____   ☐☐☐

16. Allgemeiner Leistungszustand (ECOG) (siehe Rückseite) ☐

17. Vorgesehene Maßnahmen

Operation ☐   Hormontherapie ☐   Sonstige Therapie ☐

Bestrahlung ☐   Knochenmarktranspl. ☐   Anschlußheilbehandlung (AHB) ☐

Chemotherapie ☐   Immuntherapie ☐   Keine Therapie, nur Nachsorge ☐

J = Ja (diese Behandlung ist vorgesehen)   N = Nein (diese Behandlung ist nicht vorgesehen)
A = Abgelehnt (diese Behandlung ist/war vorgesehen, wird aber vom Patienten abgelehnt)

_____

_____

_____

Tag   Monat   Jahr

18. Wiedervorstellungstermin   ☐☐.☐☐.☐☐☐☐

19. Ort der Wiedervorstellung _____

Zentrumsspezifische Items oder Klartext

_____   _____   _____   _____
Datum   Unterschrift Arzt   Datum   Unterschrift Dokumentar/in

Verschlüsselungsanweisungen

Histopathologisches Grading (zu 13)

1 = G1 (Gut differenziert)
2 = G2 (Mäßig differenziert)
3 = G3 (Schlecht differenziert)
4 = G4 (Undifferenziert)

L = Low grade (G1/G2)
H = High grade (G3/G4)
G = Grenzfall bzw. Borderline (GB – nur bei Ovar!)

T = T-Zell-Lymphom
B = B-Zell-Lymphom
Z = Null-Zell-Lymphom

X = GX (Differenzierungsgrad oder Herkunft kann nicht bestimmt werden)

Das histopathologische Grading ist für die verschiedenen Tumoren nicht einheitlich. Im allgemeinen gelten die oben angeführten Codes. Bei einigen Tumoren ist jedoch die Auswahl der Notationen eingeschränkt: Urologische Tumoren, Tumoren des Corpus uteri, Ovarialtumoren, Melanome der Konjunktiva und der Uvea. Die Codierung des Gradings bei diesen Tumoren ist in Kapitel 2.13 der Basisdokumentation beschrieben.

Für folgende Tumoren ist ein histopathologisches Grading **nicht** vorgesehen:
Hoden
Melanom der Haut und des Augenlides
Retinoblastom
Neuroblastom
Nephroblastom

CLL (nach Rai) (zu 14.4–14.7)

0 = Stadium 0
1 = Stadium 1
2 = Stadium 2
3 = Stadium 3
4 = Stadium 4

Stadium 0:
Lymphozytose im peripheren Blut ≥15000, im Knochenmark ≥40%

Stadium 1:
Stadium 0, zusätzlich Lymphknotenvergrößerung

Stadium 2:
Stadium 0 oder 1, zusätzlich Hepato- und/oder Splenomegalie

Stadium 3:
Stadium 0, 1 oder 2, zusätzlich Anämie (Hb < 110 g/l bzw. < 6.8 mmol/l oder Hämatokrit < 33%)

Stadium 4:
Stadium 0, 1, 2 oder 3, zusätzlich Thrombopenie (< 100 × 10^9/l)

CLL (nach Binet) (zu 14.4–14.7)

A = Stadium A
B = Stadium B
C = Stadium C

Stadium A:
Hb > 100 g/l bzw. > 6.2 mmol/l, Thrombozyten > 100 × 10^9/l, weniger als 3 vergrößerte Lymphknotenregionen

Stadium B:
Wie A, aber 3 oder mehr vergrößerte Lymphknotenregionen

Stadium C:
Hb ≤ 100 g/l bzw. ≤ 6.2 mmol/l, Thrombozyten ≤ 100 × 10^9/l, unabhängig von der Zahl der vergrößerten Lymphknotenregionen

Chronische Myeloische Leukämie (CML) (zu 14.4–14.7)

C = Chronische Phase
A = Akzelerierte Phase
B = Blastenphase

Akute Leukämien (nach FAB) (zu 14.4–14.7)

Die akute Leukämie wird nach der FAB-Klassifikation verschlüsselt. Dabei kennzeichnen M1–M7 Subtypen der akuten nichtlymphatischen Leukämie, L1–L3 solche der akuten lymphatischen Leukämie (ALL):

1 = M1 (Akute undifferenzierte Leukämie)
2 = M2 (Akute myeloische Leukämie mit Differenzierung)
3 = M3 (Promyelozytäre Leukämie)
4 = M4 (Akute myelo-monozytäre Leukämie)
5 = M5 (Akute monozytäre Leukämie)
6 = M6 (Akute Erythroleukämie)
7 = M7 (Akute megakaryozytäre Leukämie)

K = L1 (Kindlicher Typ)
E = L2 (Erwachsenen-Typ)
B = L3 (Burkitt-Typ)

Multiples Myelom (nach Durie und Salmon) (zu 14.4–14.7)

Multiple Myelome werden nach der Klassifikation von Durie und Salmon erfaßt. Man unterscheidet dabei drei Stadien sowie ein Supplement für die Nierenfunktion:

Stadium
1 = Stadium 1
2 = Stadium 2
3 = Stadium 3

Stadium 1:
Alle der folgenden Kriterien erfüllt:
Hämoglobin > 100 g/l bzw. > 6.2 mmol/l
Serumkalzium normal (≤ 12 mg/dl bzw. ≤ 3.0 mmol/l)
Röntgenbild normal oder höchstens ein solitäres Plasmozytom
Paraproteinkonzentration IgG < 5 g/dl, IgA < 3 g/dl
Bence-Jones-Proteinurie < 4 g/24 h.

Stadium 2:
Kriterien von Stadium 1 und 3 nicht erfüllt.

Stadium 3
Eines oder mehrere der folgenden Kriterien erfüllt:
Hämoglobin < 85 g/l bzw. < 5.2 mmol/l
Serumkalzium > 12 mg/dl bzw. > 3.0 mmol/l
ausgedehnte Osteolysen
Paraproteinkonzentration: IgG > 7 g/dl, IgA > 5 g/dl
Bence-Jones-Proteinurie > 12 g/24 h.

Nierenfunktion
A = Normale Nierenfunktion (Serumkreatinin < 2 mg/dl)
B = Gestörte Nierenfunktion (Serumkreatinin ≥ 2 mg/dl)

Lokalisation von Fernmetastasen (zu 15.2)

PUL = Lunge
OSS = Knochen
HEP = Leber
BRA = Hirn
LYM = Lymphknoten
MAR = Knochenmark
PLE = Pleura
PER = Peritoneum
ADR = Nebennieren
SKI = Haut
OTH = Andere Organe
GEN = Generalisierte Metastasierung

Allgemeiner Leistungszustand (ECOG) (zu 16)

0 = Normale, uneingeschränkte Aktivität wie vor der Erkrankung
1 = Einschränkung bei körperlicher Anstrengung, aber gehfähig; leichte körperliche Arbeit bzw. Arbeit im Sitzen (z. B. leichte Hausarbeit oder Büroarbeit) möglich
2 = Gehfähig, Selbstversorgung möglich, aber nicht arbeitsfähig; kann mehr als 50% der Wachzeit aufstehen
3 = Nur begrenzte Selbstversorgung möglich, ist 50% oder mehr der Wachzeit an Bett oder Stuhl gebunden
4 = Völlig pflegebedürftig, keinerlei Selbstversorgung möglich; völlig an Bett oder Stuhl gebunden
X = Unbekannt

Dokumentationsbogen 2:

Diagnosedaten

(für klinische Krebsregister, die an epidemiologische Register melden)

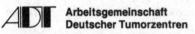

Arbeitsgemeinschaft Deutscher Tumorzentren

– Basisdokumentation für Tumorkranke –

DIAGNOSEDATEN

Name des Patienten: _____

Vorname(n): _____

Patientenidentifikations-Nr. ☐☐☐☐☐☐☐

Tumoridentifikations-Nr. ☐

Geburtsname: _____ Land: _____

Straße: _____

PLZ ☐☐☐☐☐ Ort: _____

Telefon: _____

Anzahl der Geburten Lebend☐☐ Tot☐ Fehl☐

Raucher ☐
N = Nie E = Exraucher R = Raucher X = Unbekannt

Art, Umfang und Dauer der Raucheranamnese

Geschlecht (M = Männlich, W = Weiblich) ☐

Geburtsdatum ☐☐ . ☐☐ . ☐☐☐☐ (Tag Monat Jahr)

Klinik: _____

Abt.: _____ Station: _____

Letzter Beruf _____

Am längsten ausgeübter Beruf _____

Verdacht auf Krebserkrankung durch Beruf ☐
N = Nein J = Ja X = Unbekannt

Art, Beginn, Dauer der Exposition _____

Zentrumsinternes Kennzeichen

Fachrichtung 1.☐☐☐ 2.☐☐☐ 3.☐☐☐ (Klinik-Nr.)

Krebserkrankung bei Blutsverwandten ☐
N = Nein K = Bei Kindern G = Bei Geschwistern
E = Bei Eltern O = Bei Großeltern A = Bei anderen
Blutsverwandten M = Mehrfach X = Unbekannt

1–4 = Verwandte 1.–4. Grades ☐

1. **Aufnahmedatum**
(erste Aufnahme wegen des hier dokumentierten Tumors durch das Zentrum)
☐☐ . ☐☐ . ☐☐☐☐ (Tag Monat Jahr)

2. **Quelle der Angaben** _____ ☐
E = Eigenes Zentrum R = Anderes Register K = Andere Klinik A = Niedergelassener Arzt
M = Meldeamt S = Sonstige X = Unbekannt

3.1 **Korrektur bereits erfaßter Diagnosedaten?** N = Nein J = Ja ☐

3.2 **Wenn ja, Korrekturdatum** (Bekanntwerden der neuen Information)
☐☐ . ☐☐ . ☐☐☐☐ (Tag Monat Jahr)

4. **Anlaß der Erfassung von Diagnosedaten** ☐
E = Erstbehandlung W = Weiterbehandlung S = Symptomatische Therapie
L = Nachsorge/Langzeitbetreuung D = Diagnostik A = Anderes X = Unbekannt

5. **Tumorausprägung** ☐
T = Primärtumor P = Primärtumorrezidiv L = Lymphknotenrezidiv R = Lokoregionäres Rezidiv
M = Fernmetastase(n) B = Lokoregionäres Rezidiv + Fernmetastasen(n) G = Generelle Progression

6. **Datum der ersten ärztlichen Tumor(verdachts)diagnose** ☐☐ . ☐☐ . ☐☐☐☐ (Tag Monat Jahr)

7. **Anlaß für den Arztbesuch** ☐
T = Tumorsymptomatik führte zum Arzt F = Gesetzliche Früherkennungsmaßnahme
V = Nichtgesetzliche Vorsorgeuntersuchung S = Selbstuntersuchung
L = Nachsorgeuntersuchung/Langzeitbetreuung A = Andere Untersuchung X = Unbekannt

8. **Frühere Tumorerkrankungen** N = Nein J = Ja X = Unbekannt ☐

falls ja, Lokalisation und Erkrankungsjahr

_____ C☐☐ . ☐☐ ☐☐☐☐ (Lok.-Schlüssel / Jahr)
_____ C☐☐ . ☐☐ ☐☐☐☐
_____ C☐☐ . ☐☐ ☐☐☐☐

9./10. **Lokalisation des Primärtumors (nach Tumorlokalisationsschlüssel) und Seitenlokalisation**
(Seite: R = Rechts L = Links B = Beidseits M = Mittellinienzone S = Systemerkrankung X = Unbekannt)

Primärlokalisation _____ C☐☐☐ . ☐☐ ☐ (Lok.-Schlüssel / Seite)
Zusätzl. Lokalisationen _____ C☐☐☐ . ☐☐ ☐
_____ C☐☐☐ . ☐☐ ☐

2.2

11. **Tumorhistologie** (WHO-Klassifikation) _____ ICD-O

M-▢▢▢▢ / ▢

Zusätzl. Histologie _____ M-▢▢▢▢ / ▢

12. **Bestätigung der Tumorhistologie durch andere Institution?** ▢

N = Nein   R = Register oder Referenzpathologie einer Studie   A = Anderes Pathologisches Institut   B = R + A

13. **Grading** (Schlüssel siehe Rückseite) _____ ▢

14. **Tumorstadium**   **14.1** **Verwendeter Schüssel** _____ ▢

T = TNM   A = Ann Arbor   R = Rai   B = Binet   C = Chronische Myeloische Leukämie   F = FAB-Klassifikation
D = Durie und Salmon   S = Sonstige   X = Unbekannt oder keine Klassifikation anwendbar

14.2 **TNM-Klassifikation** ^{y}▢ ^{p}▢ T▢▢▢▢(▢) C▢ ^{p}▢ N▢▢▢ C▢ ^{p}▢ M▢▢▢ C▢

14.3 **Ann-Arbor-Klassifikation**

Stadium	A/B Kategorie	Extra-lymphatisch	Milz	Kno-chen	Kno-chen-mark	Lunge	Leber	Gehirn	Pleura	Peri-toneum	Neben-niere	Haut	Andere
▢	▢	▢	▢									

1–4 = A = Kateg. A K = Kein Befall   N = Organ nicht befallen (klin.)   U = Organ nicht befallen (mikr.)
Stadium I–IV B = Kateg. B E = Befall   B = Organbefall (klinisch)   M = Organbefall (mikroskopisch)
X = Unbekannt X = Unbekannt X = Unbekannt X = Unbekannt

14.4– **Sonstige Klassifikationen** _____ Stadium: ▢▢
14.7   Bitte Klartext, falls nicht unter 14.1 verschlüsselt   (siehe Rückseite)

15.2 **Lokalisation von Fernmetastasen** (Schlüssel siehe Rückseite)

Kurzschlüssel

_____ ▢▢▢

_____ ▢▢▢

_____ ▢▢▢

16. **Allgemeiner Leistungszustand (ECOG)** (siehe Rückseite) ▢

17. **Vorgesehene Maßnahmen**

Operation ▢   Hormontherapie ▢   Sonstige Therapie ▢

Bestrahlung ▢   Knochenmarktranspl. ▢   Anschlußheilbehandlung (AHB) ▢

Chemotherapie ▢   Immuntherapie ▢   Keine Therapie, nur Nachsorge ▢

J = Ja (diese Behandlung ist vorgesehen)   N = Nein (diese Behandlung ist nicht vorgesehen)
A = Abgelehnt (diese Behandlung ist/war vorgesehen, wird aber vom Patienten abgelehnt)

_____

_____

18. **Wiedervorstellungstermin**   Tag Monat Jahr
▢▢.▢▢.▢▢▢▢

19. **Ort der Wiedervorstellung** _____

Zentrumsspezifische Items oder Klartext

_____   _____   _____   _____
Datum   Unterschrift Arzt   Datum   Unterschrift Dokumentar/in

2.3

Verschlüsselungsanweisungen

Histopathologisches Grading (zu 13)

1 = G1 (Gut differenziert)
2 = G2 (Mäßig differenziert)
3 = G3 (Schlecht differenziert)
4 = G4 (Undifferenziert)

L = Low grade (G1/G2)
H = High grade (G3/G4)
G = Grenzfall bzw. Borderline (GB - nur bei Ovar!)

T = T-Zell-Lymphom
B = B-Zell-Lymphom
Z = Null-Zell-Lymphom

X = GX (Differenzierungsgrad oder Herkunft kann nicht bestimmt werden)

Das histopathologische Grading ist für die verschiedenen Tumoren nicht einheitlich. Im allgemeinen gelten die oben angeführten Codes. Bei einigen Tumoren ist jedoch die Auswahl der Notationen eingeschränkt: Urologische Tumoren, Tumoren des Corpus uteri, Ovarialtumoren, Melanome der Konjunktiva und der Uvea. Die Codierung des Gradings bei diesen Tumoren ist in Kapitel 2.13 der Basisdokumentation beschrieben.

Für folgende Tumoren ist ein histopathologisches Grading **nicht** vorgesehen:
Hoden
Melanom der Haut und des Augenlides
Retinoblastom
Neuroblastom
Nephroblastom

CLL (nach Rai) (zu 14.4–14.7)

0 = Stadium 0
1 = Stadium 1
2 = Stadium 2
3 = Stadium 3
4 = Stadium 4

Stadium 0:
Lymphozytose im peripheren Blut $\geq$15000, im Knochenmark $\geq$40%

Stadium 1:
Stadium 0, zusätzlich Lymphknotenvergrößerung

Stadium 2:
Stadium 0 oder 1, zusätzlich Hepato- und/oder Splenomegalie

Stadium 3:
Stadium 0, 1 oder 2, zusätzlich Anämie (Hb < 110 g/l bzw. < 6.8 mmol/l oder Hämatokrit < 33%)

Stadium 4:
Stadium 0, 1, 2 oder 3, zusätzlich Thrombopenie ($< 100 \times 10^9$/l)

CLL (nach Binet) (zu 14.4–14.7)

A = Stadium A
B = Stadium B
C = Stadium C

Stadium A:
Hb > 100 g/l bzw. > 6.2 mmol/l, Thrombozyten $> 100 \times 10^9$/l, weniger als 3 vergrößerte Lymphknotenregionen

Stadium B:
Wie A, aber 3 oder mehr vergrößerte Lymphknotenregionen

Stadium C:
Hb $\leq$ 100 g/l bzw. $\leq$ 6.2 mmol/l, Thrombozyten $\leq 100 \times 10^9$/l, unabhängig von der Zahl der vergrößerten Lymphknotenregionen

Chronische Myeloische Leukämie (CML) (zu 14.4–14.7)

C = Chronische Phase
A = Akzelerierte Phase
B = Blastenphase

Akute Leukämien (nach FAB) (zu 14.4–14.7)

Die akute Leukämie wird nach der FAB-Klassifikation verschlüsselt. Dabei kennzeichnen M1–M7 Subtypen der akuten nicht-lymphatischen Leukämie, L1–L3 solche der akuten lymphatischen Leukämie (ALL):

1 = M1 (Akute undifferenzierte Leukämie)
2 = M2 (Akute myeloische Leukämie mit Differenzierung)
3 = M3 (Promyelozytäre Leukämie)
4 = M4 (Akute myelo-monozytäre Leukämie)
5 = M5 (Akute monozytäre Leukämie)
6 = M6 (Akute Erythroleukämie)
7 = M7 (Akute megakaryozytäre Leukämie)

K = L1 (Kindlicher Typ)
E = L2 (Erwachsenen-Typ)
B = L3 (Burkitt-Typ)

Multiples Myelom (nach Durie und Salmon) (zu 14.4–14.7)

Multiple Myelome werden nach der Klassifikation von Durie und Salmon erfaßt. Man unterscheidet dabei drei Stadien sowie ein Supplement für die Nierenfunktion:

Stadium
1 = Stadium 1
2 = Stadium 2
3 = Stadium 3

Stadium 1:
Alle der folgenden Kriterien erfüllt:
Hämoglobin > 100 g/l bzw. > 6.2 mmol/l
Serumkalzium normal ($\leq$ 12 mg/dl bzw. $\leq$ 3.0 mmol/l)
Röntgenbild normal oder höchstens ein solitäres Plasmozytom
Paraproteinkonzentration IgG < 5 g/dl, IgA < 3 g/dl
Bence-Jones-Proteinurie < 4 g/24 h.

Stadium 2:
Kriterien von Stadium 1 und 3 nicht erfüllt.

Stadium 3
Eines oder mehrere der folgenden Kriterien erfüllt:
Hämoglobin < 85 g/l bzw. < 5.2 mmol/l
Serumkalzium > 12 mg/dl bzw. > 3.0 mmol/l
ausgedehnte Osteolysen
Paraproteinkonzentration: IgG > 7 g/dl, IgA > 5 g/dl
Bence-Jones-Proteinurie > 12 g/24 h.

Nierenfunktion
A = Normale Nierenfunktion (Serumkreatinin < 2 mg/dl)
B = Gestörte Nierenfunktion (Serumkreatinin $\geq$ 2 mg/dl)

Lokalisation von Fernmetastasen (zu 15.2)

PUL = Lunge
OSS = Knochen
HEP = Leber
BRA = Hirn
LYM = Lymphknoten
MAR = Knochenmark
PLE = Pleura
PER = Peritoneum
ADR = Nebennieren
SKI = Haut
OTH = Andere Organe
GEN = Generalisierte Metastasierung

Allgemeiner Leistungszustand (ECOG) (zu 16)

0 = Normale, uneingeschränkte Aktivität wie vor der Erkrankung
1 = Einschränkung bei körperlicher Anstrengung, aber gehfähig; leichte körperliche Arbeit bzw. Arbeit im Sitzen (z. B. leichte Hausarbeit oder Büroarbeit) möglich
2 = Gehfähig, Selbstversorgung möglich, aber nicht arbeitsfähig; kann mehr als 50% der Wachzeit aufstehen
3 = Nur begrenzte Selbstversorgung möglich, ist 50% oder mehr der Wachzeit an Bett oder Stuhl gebunden
4 = Völlig pflegebedürftig, keinerlei Selbstversorgung möglich; völlig an Bett oder Stuhl gebunden
X = Unbekannt

Dokumentationsbogen 3:

Verlaufsdaten

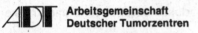

Arbeitsgemeinschaft Deutscher Tumorzentren

– Basisdokumentation für Tumorkranke –

Bogen 3

VERLAUFSDATEN

Name des Patienten: _____

Vorname(n): _____

Patientenidentifikations-Nr.

Tumoridentifikations-Nr.

Geburtsname: _____ Land: _____

Geschlecht (M = Männlich, W = Weiblich)

Straße: _____

PLZ └──┴──┴──┴──┘   Ort: _____

Tag   Monat   Jahr

Geburtsdatum

Telefon: _____

Klinik: _____

Klinik-Nr.

Zentrumsinternes Kennzeichen

Abt.: _____ Station: _____

Fachrichtung 1.└──┴──┘ 2.└──┴──┘ 3.└──┴──┘

Tumorlokalisation und Seitenlokalisation (aus Diagnosedaten) in Klartext und nach Tumorlokalisationsschlüssel

Lok.-Schlüssel   Seite

C └──┴──┘.└──┴──┘

Klartext

1.   Beginn der tumorspezifischen Behandlung

Tag   Monat   Jahr

2.   Untersuchungsdatum

Tag   Monat   Jahr

3.   Quelle der Angaben _____

E = Eigenes Zentrum   R = Anderes Register   K = Andere Klinik   A = Niedergelassener Arzt
M = Meldeamt   S = Sonstige   X = Unbekannt

4.   Anlaß der Erfassung von Verlaufsdaten

L = Nachsorgeuntersuchung/Langzeitbetreuung   B = Abgeschlossene Behandlungsphase   T = Tumorsymptomatik   K = Behandlungskomplikation   S = Selbstuntersuchung   A = Andere Untersuchung   X = Unbekannt

5.   Zwischenzeitlich neu aufgetretener Primärtumor?   N = Nein   J = Ja

Wo? _____

6.   Durchgeführte Maßnahmen

Operation	☐	Hormontherapie	☐	Sonstige Therapie	☐
Bestrahlung	☐	Knochenmarktranspl.	☐	Anschlußheilbehandlung	☐
Chemotherapie	☐	Immuntherapie	☐	Keine Therapie, nur Nachsorge	☐

J = Ja (diese Behandlung wurde durchgeführt)   N = Nein (diese Behandlung wurde nicht durchgeführt)
A = Abgelehnt (diese Behandlung ist/war vorgesehen, wird aber vom Patienten abgelehnt)

Klartext

7.   Gesamtbeurteilung des Tumorgeschehens

O = Postoperativ R0, Tumormarker nicht bekannt   F = Postoperativ R0, Tumormarker negativ   M = Postoperativ R0,
Tumormarker erhöht   V = Vollremission (CR)   T = Teilremission (PR)   B = Klinische Besserung (minimal response,
MR)   K = Keine Änderung (NC)   D = Divergentes Geschehen   P = Progression   U = Beurteilung unmöglich
X = Unbekannt

8.   Tumor- und therapiebedingte Folgeerkrankungen und Folgezustände

N = Nein   J = Ja   X = Unbekannt

Art der Folgeerkrankung oder des Folgezustandes im Klartext:

Schlüssel IV, V

_____

_____

_____

9.   Allgemeiner Leistungszustand (ECOG) (siehe Rückseite)

3.2

10.1 **Neuer mikroskopischer Befund?** N = Nein   J = Ja   X = Unbekannt ☐

Wenn ja:

10.2 **Neue Histologie** (WHO-Klassifikation)

ICD-O

_____   M-☐☐☐☐ / ☐

Zusätzl. Histologie _____   M-☐☐☐☐ / ☐

10.3 **Grading** (Schlüssel siehe Rückseite) _____ ☐

11.1– **Tumorausbreitung:**   Primärtumor ☐   Regionäre Lymphknoten ☐   Fernmetastasen ☐
11.3.1

K = Kein Tumor	K = Keine regionären Lk-Met.	K = Keine Fernmetastasen
T = Tumorreste (Res.tumor)	T = Residualtumor in reg. Lk	M = Fernmetast. verblieb.
R = Lokalrezidiv	R = Lk-Rez./neu aufgetr. Lk-Met.	R = Neue Fernmetastasen
F = Fraglicher Befund	F = Fraglicher Befund	F = Fraglicher Befund
X = Unbekannt	X = Unbekannt	X = Unbekannt

11.3.2 Lokalisation der Fernmetastasen (Schlüssel siehe Rückseite)

Kurzschlüssel

_____   ☐☐☐

_____   ☐☐☐

_____   ☐☐☐

12. **Tumorstadium:**   **Verwendeter Schüssel** _____ ☐

T = TNM   A = Ann Arbor   R = Rai   B = Binet   C = Chronische Myeloische Leukämie   F = FAB-Klassifikation
D = Durie und Salmon   S = Sonstige   X = Unbekannt

TNM   ☐(y) ☐(r) ☐(p) T☐☐☐☐(☐)(m) C☐   N☐☐☐(p) C☐   M☐☐☐(p) C☐

Ann-Arbor-Klassifikation

Stadium	A/B Kategorie	Extra-lymphatisch	Milz	Kno-chen	Kno-chen-mark	Lunge	Leber	Gehirn	Pleura	Peri-toneum	Neben-niere	Haut	Andere
☐	☐		☐	☐	☐	☐	☐	☐	☐	☐	☐	☐	☐

1–4 =	A = Kateg. A	K = Kein Befall	N = Organ nicht befallen (klin.)	U = Organ nicht befallen (mikr.)
Stadium I–IV	B = Kateg. B	E = Befall	B = Organbefall (klinisch)	M = Organbefall (mikroskopisch)
X = Unbekannt	X = Unbekannt	X = Unbekannt	X = Unbekannt	

Sonstige Klassifikationen _____   Stadium: ☐☐

Bitte Klartext, falls nicht oben verschlüsselt   (siehe Rückseite)

13. **Vorgesehene Maßnahmen**

Operation ☐	Hormontherapie ☐	Sonstige Therapie ☐
Bestrahlung ☐	Knochenmarktranspl. ☐	Anschlußheilbehandlung (AHB) ☐
Chemotherapie ☐	Immuntherapie ☐	Keine Therapie, nur Nachsorge ☐

J = Ja (diese Behandlung ist vorgesehen)   N = Nein (diese Behandlung ist nicht vorgesehen)
A = Abgelehnt (diese Behandlung ist/war vorgesehen, wird aber vom Patienten abgelehnt)

_____

_____

14. **Wiedervorstellungstermin**   Tag   Monat   Jahr
☐☐.☐☐.☐☐☐☐

15. **Ort der Wiedervorstellung** _____

Zentrumsspezifische Items oder Klartext

Datum   Unterschrift Arzt   Datum   Unterschrift Dokumentar/in

3.3

Verschlüsselungsanweisungen

Allgemeiner Leistungszustand (ECOG) (zu 9)

0 = Normale, uneingeschränkte Aktivität wie vor der Erkrankung
1 = Einschränkung bei körperlicher Anstrengung, aber gehfähig; leichte körperliche Arbeit bzw. Arbeit im Sitzen (z. B. leichte Hausarbeit oder Büroarbeit) möglich
2 = Gehfähig, Selbstversorgung möglich, aber nicht arbeitsfähig; kann mehr als 50% der Wachzeit aufstehen
3 = Nur begrenzte Selbstversorgung möglich, ist 50% oder mehr der Wachzeit an Bett oder Stuhl gebunden
4 = Völlig pflegebedürftig, keinerlei Selbstversorgung möglich; völlig an Bett oder Stuhl gebunden
X = Unbekannt

Histopathologisches Grading (zu 10.3)

1 = G1 (Gut differenziert)
2 = G2 (Mäßig differenziert)
3 = G3 (Schlecht differenziert)
4 = G4 (Undifferenziert)

L = Low grade (G1/G2)
H = High grade (G3/G4)
G = Grenzfall bzw. Borderline (GB – nur bei Ovar!)

T = T-Zell-Lymphom
B = B-Zell-Lymphom
Z = Null-Zell-Lymphom

X = GX (Differenzierungsgrad oder Herkunft kann nicht bestimmt werden)

Das histopathologische Grading ist für die verschiedenen Tumoren nicht einheitlich. Im allgemeinen gelten die oben angeführten Codes. Bei einigen Tumoren ist jedoch die Auswahl der Notationen eingeschränkt: Urologische Tumoren, Tumoren des Corpus uteri, Ovarialtumoren, Melanome der Konjunktiva und der Uvea. Die Codierung des Gradings bei diesen Tumoren ist in Kapitel 2.13 der Basisdokumentation beschrieben.

Für folgende Tumoren ist ein histopathologisches Grading **nicht** vorgesehen:
Hoden
Melanom der Haut und des Augenlides
Retinoblastom
Neuroblastom
Nephroblastom

Lokalisation von Fernmetastasen (zu 11.3.2)

PUL = Lunge
OSS = Knochen
HEP = Leber
BRA = Hirn
LYM = Lymphknoten
MAR = Knochenmark
PLE = Pleura
PER = Peritoneum
ADR = Nebennieren
SKI = Haut
OTH = Andere Organe
GEN = Generalisierte Metastasierung

CLL (nach Rai) (zu 12)

0 = Stadium 0
1 = Stadium 1
2 = Stadium 2
3 = Stadium 3
4 = Stadium 4

Stadium 0:
Lymphozytose im peripheren Blut ≥15000, im Knochenmark ≥40%

Stadium 1:
Stadium 0, zusätzlich Lymphknotenvergrößerung

Stadium 2:
Stadium 0 oder 1, zusätzlich Hepato- und/oder Splenomegalie

Stadium 3:
Stadium 0, 1 oder 2, zusätzlich Anämie (Hb < 110 g/l bzw. < 6.8 mmol/l oder Hämatokrit < 33%)

Stadium 4:
Stadium 0, 1, 2 oder 3, zusätzlich Thrombopenie ($< 100 \times 10^9$/l)

CLL (nach Binet) (zu 12)

A = Stadium A
B = Stadium B
C = Stadium C

Stadium A:
Hb > 100 g/l bzw. > 6.2 mmol/l, Thrombozyten $> 100 \times 10^9$/l, weniger als 3 vergrößerte Lymphknotenregionen

Stadium B:
Wie A, aber 3 oder mehr vergrößerte Lymphknotenregionen

Stadium C:
Hb ≤ 100 g/l bzw. ≤ 6.2 mmol/l, Thrombozyten $\leq 100 \times 10^9$/l, unabhängig von der Zahl der vergrößerten Lymphknotenregionen

Chronische Myeloische Leukämie (CML) (zu 12)

C = Chronische Phase
A = Akzelerierte Phase
B = Blastenphase

Akute Leukämie (nach FAB) (zu 12)

Die akute Leukämie wird nach der FAB-Klassifikation verschlüsselt. Dabei kennzeichnen M1–M7 Subtypen der akuten nichtlymphatischen Leukämie, L1–L3 solche der akuten lymphatischen Leukämie (ALL):

1 = M1 (Akute undifferenzierte Leukämie)
2 = M2 (Akute myeloische Leukämie mit Differenzierung)
3 = M3 (Promyelozytäre Leukämie)
4 = M4 (Akute myelo-monozytäre Leukämie)
5 = M5 (Akute monozytäre Leukämie)
6 = M6 (Akute Erythroleukämie)
7 = M7 (Akute megakaryozytäre Leukämie)

K = L1 (Kindlicher Typ)
E = L2 (Erwachsenen-Typ)
B = L3 (Burkitt-Typ)

Multiples Myelom (nach Durie und Salmon) (zu 12)

Multiple Myelome werden nach der Klassifikation von Durie und Salmon erfaßt. Man unterscheidet dabei drei Stadien sowie ein Supplement für die Nierenfunktion:

Stadium
1 = Stadium 1
2 = Stadium 2
3 = Stadium 3

Stadium 1:
Alle der folgenden Kriterien erfüllt:
Hämoglobin > 100 g/l bzw. > 6.2 mmol/l
Serumkalzium normal (≤ 12 mg/dl bzw. ≤ 3.0 mmol/l)
Röntgenbild normal oder höchstens ein solitäres Plasmozytom
Paraproteinkonzentration IgG < 5 g/dl, IgA < 3 g/dl
Bence-Jones-Proteinurie < 4 g/24 h.

Stadium 2:
Kriterien von Stadium 1 und 3 nicht erfüllt.

Stadium 3
Eines oder mehrere der folgenden Kriterien erfüllt:
Hämoglobin < 85 g/l bzw. < 5.2 mmol/l
Serumkalzium > 12 mg/dl bzw. > 3.0 mmol/l
ausgedehnte Osteolysen
Paraproteinkonzentration: IgG > 7 g/dl, IgA > 5 g/dl
Bence-Jones-Proteinurie > 12 g/24 h.

Nierenfunktion
A = Normale Nierenfunktion (Serumkreatinin < 2 mg/dl)
B = Gestörte Nierenfunktion (Serumkreatinin ≥ 2 mg/dl)

Dokumentationsbogen 4:

Operative Therapie

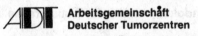

Arbeitsgemeinschaft
Deutscher Tumorzentren

– Basisdokumentation für Tumorkranke –

OPERATIVE THERAPIE

Name des Patienten: _____

Vorname(n): _____

Geburtsname: _____ Land: _____

Straße: _____

PLZ └─┴─┴─┴─┴─┘ Ort: _____

Telefon: _____

Patientenidentifikations-Nr. └─┴─┴─┴─┴─┴─┴─┘

Tumoridentifikations-Nr. └─┘

Geschlecht (M = Männlich, W = Weiblich) └─┘

Tag	Monat	Jahr

Geburtsdatum └─┴─┘.└─┴─┘.└─┴─┴─┘

Klinik: _____

Abt.: _____ Station: _____

Zentrumsinternes Kennzeichen

Klinik-Nr.
└─┴─┴─┴─┘

Fachrichtung 1.└─┴─┴─┘ 2.└─┴─┴─┘ 3.└─┴─┴─┘

Tumorlokalisation und Seitenlokalisation (aus Diagnosedaten) in Klartext und nach Tumorlokalisationsschlüssel

Lok.-Schlüssel

_____ C └─┴─┴─┘.└─┴─┘   Seite └─┘

Klartext _____

1. Operationen

1.1
OP-Nr.

1.2 OP-Datum
Tag Monat Jahr

1.3
Zugang
(s. Rück-
seite)

1.4.2 Art der OP
(verschlüsselt)

1.4.3
Art des
Schlüssels
(s. Rücks.)

1.5 OP-Ziel

1. └─┴─┘.└─┴─┘.└─┴─┴─┘   └─┴─┘   └─┴─┴─┴─┴─┘   └─┘   └─┘ └─┘ └─┘

Primärtum. Lymphkn. Fernmet.
(J = Ja N = Nein X = Unbek.)

Art der OP im Klartext

1.1 **2.** 1.2 └─┴─┘.└─┴─┘.└─┴─┴─┘ 1.3 └─┴─┘ 1.4.2 └─┴─┴─┴─┴─┘ 1.4.3 └─┘ 1.5 └─┘ └─┘ └─┘

Art der OP im Klartext

1.1 **3.** 1.2 └─┴─┘.└─┴─┘.└─┴─┴─┘ 1.3 └─┴─┘ 1.4.2 └─┴─┴─┴─┴─┘ 1.4.3 └─┘ 1.5 └─┘ └─┘ └─┘

Art der OP im Klartext

1.1 **4.** 1.2 └─┴─┘.└─┴─┘.└─┴─┴─┘ 1.3 └─┴─┘ 1.4.2 └─┴─┴─┴─┴─┘ 1.4.3 └─┘ 1.5 └─┘ └─┘ └─┘

Art der OP im Klartext

2.1 Residualtumorklassifikation
└─┘

0 = R0 (kein Residualtumor) 1 = R1 (mikr. Residualtumor) 2 = R2a (makr. Residualtumor, mikr. nicht bestätigt)
3 = R2b (makr. Residualtumor, mikr. bestätigt) X = RX (kann nicht beurteilt werden)

2.2 Lokalisation des Residualtumors
└─┘

L = Lokoregionär F = Fernmetastase(n) B = Beides (L + F) X = Unbekannt

2.2.1 Lokalisation der Fernmetastasen (Schlüssel siehe Rückseite)

Kurzschlüssel

_____ └─┴─┴─┘

_____ └─┴─┴─┘

_____ └─┴─┴─┘

4.2

3.1 **Operationskomplikationen aufgetreten?** N = Nein   J = Ja   X = Unbekannt   ☐

3.2 **Art der Komplikation**

OP-Nr. | | Schlüssel II
☐ _____ ☐☐☐
☐ _____ ☐☐☐
☐ _____ ☐☐☐

4. **Tumor- und therapiebedingte Folgeerkrankungen und Folgezustände**   ☐
N = Nein   J = Ja   X = Unbekannt

Art der Folgeerkrankung und des Folgezustands im Klartext   Schlüssel IV
_____ ☐☐☐
_____ ☐☐☐
_____ ☐☐☐

5. **Allgemeiner Leistungszustand (ECOG)** (siehe Rückseite)   ☐

6.1 **Neuer mikroskopischer Befund?** N = Nein   J = Ja   X = Unbekannt   ☐
Wenn ja:

6.2 **Neue Histologie** (WHO-Klassifikation)   ICD-O
_____ M-☐☐☐☐ / ☐

Zusätzl. Histologie _____ M-☐☐☐☐ / ☐

6.3 **Grading** (Schlüssel siehe Rückseite) _____ ☐

7. **Tumorstadium:**   **Verwendeter Schüssel** _____   ☐
T = TNM   A = Ann Arbor   R = Rai   B = Binet   C = Chronische Myeloische Leukämie   F = FAB-Klassifikation
D = Durie und Salmon   S = Sonstige   X = Unbekannt

TNM   ☐ᵞ ☐ʳ ☐ᵖ T☐☐☐☐(☐) C☐   ☐ᵖ N☐☐ C☐   ☐ᵖ M☐☐ C☐

Ann-Arbor-Klassifikation

Stadium	A/B Kategorie	Extra-lymphatisch	Milz	Kno-chen	Kno-chen-mark	Lunge	Leber	Gehirn	Pleura	Peri-toneum	Neben-niere	Haut	Andere
☐	☐	☐	☐	☐	☐	☐	☐	☐	☐	☐	☐	☐	☐

1–4 =   A = Kateg. A   K = Kein Befall   N = Organ nicht befallen (klin.)   U = Organ nicht befallen (mikr.)
Stadium I–IV   B = Kateg. B   E = Befall   B = Organbefall (klinisch)   M = Organbefall (mikroskopisch)
X = Unbekannt X = Unbekannt   X = Unbekannt   X = Unbekannt

Sonstige Klassifikationen _____   Stadium: ☐
Bitte Klartext, falls nicht oben verschlüsselt   (siehe Rückseite)

8. **Vorgesehene Maßnahmen**

Operation ☐   Hormontherapie ☐   Sonstige Therapie ☐

Bestrahlung ☐   Knochenmarktranspl. ☐   Anschlußheilbehandlung (AHB) ☐

Chemotherapie ☐   Immuntherapie ☐   Keine Therapie, nur Nachsorge ☐

J = Ja (diese Behandlung ist vorgesehen)   N = Nein (diese Behandlung ist nicht vorgesehen)
A = Abgelehnt (diese Behandlung ist/war vorgesehen, wird aber vom Patienten abgelehnt)

                                                                    Tag   Monat   Jahr
9. **Wiedervorstellungstermin**   ☐☐ . ☐☐ . ☐☐☐☐

10. **Ort der Wiedervorstellung** _____

┌───┐
│ Zentrumsspezifische Items oder Klartext   │
│   │
│   │
│   │
│   │
└───┘

_____   _____   _____   _____
Datum   Unterschrift Arzt   Datum   Unterschrift Dokumentar/in

Verschlüsselungsanweisungen

Operationszugang (zu 1.3)

KC = Konventionell-chirurgisch
PE = Perkutan-endoskopisch
EE = Endoluminal-endoskopisch
KP = KC + PE
KE = KC + EE
EP = EE + PE

Art des Schlüssels (zu 1.4.3)

I = ICPM
D = ICPM (Deutsche Fassung)
V = VESKA-Code
G = Godesberger Schlüssel
B = Scheibe-Schlüssel
S = Sonstiger Schlüssel

Lokalisation von Fernmetastasen (zu 2.2.1)

PUL = Lunge
OSS = Knochen
HEP = Leber
BRA = Hirn
LYM = Lymphknoten
MAR = Knochenmark
PLE = Pleura
PER = Peritoneum
ADR = Nebennieren
SKI = Haut
OTH = Andere Organe
GEN = Generalisierte Metastasierung

Allgemeiner Leistungszustand (ECOG) (zu 5)

0 = Normale, uneingeschränkte Aktivität wie vor der Erkrankung
1 = Einschränkung bei körperlicher Anstrengung, aber gehfähig; leichte körperliche Arbeit bzw. Arbeit im Sitzen (z. B. leichte Hausarbeit oder Büroarbeit) möglich
2 = Gehfähig, Selbstversorgung möglich, aber nicht arbeitsfähig; kann mehr als 50% der Wachzeit aufstehen
3 = Nur begrenzte Selbstversorgung möglich, ist 50% oder mehr der Wachzeit an Bett oder Stuhl gebunden
4 = Völlig pflegebedürftig, keinerlei Selbstversorgung möglich; völlig an Bett oder Stuhl gebunden
X = Unbekannt

Histopathologisches Grading (zu 6.3)

1 = G1 (Gut differenziert)
2 = G2 (Mäßig differenziert)
3 = G3 (Schlecht differenziert)
4 = G4 (Undifferenziert)

L = Low grade (G1/G2)
H = High grade (G3/G4)
G = Grenzfall bzw. Borderline (GB – nur bei Ovar!)

T = T-Zell-Lymphom
B = B-Zell-Lymphom
Z = Null-Zell-Lymphom

X = GX (Differenzierungsgrad oder Herkunft kann nicht bestimmt werden)

Das histopathologische Grading ist für die verschiedenen Tumoren nicht einheitlich. Im allgemeinen gelten die oben angeführten Codes. Bei einigen Tumoren ist jedoch die Auswahl der Notationen eingeschränkt: Urologische Tumoren, Tumoren des Corpus uteri, Ovarialtumoren, Melanome der Konjunktiva und der Uvea. Die Codierung des Gradings bei diesen Tumoren ist in Kapitel 2.13 der Basisdokumentation beschrieben.

Für folgende Tumoren ist ein histopathologisches Grading nicht vorgesehen:
Hoden
Melanom der Haut und des Augenlides
Retinoblastom
Neuroblastom
Nephroblastom

CLL (nach Rai) (zu 7)

0 = Stadium 0
1 = Stadium 1
2 = Stadium 2
3 = Stadium 3
4 = Stadium 4

Stadium 0:
Lymphozytose im peripheren Blut ≥15000, im Knochenmark ≥40%
Stadium 1:
Stadium 0, zusätzlich Lymphknotenvergrößerung
Stadium 2:
Stadium 0 oder 1, zusätzlich Hepato- und/oder Splenomegalie
Stadium 3:
Stadium 0, 1 oder 2, zusätzlich Anämie (Hb < 110 g/l bzw. < 6.8 mmol/l oder Hämatokrit < 33%)
Stadium 4:
Stadium 0, 1, 2 oder 3, zusätzlich Thrombopenie ($< 100 \times 10^9/l$)

CLL (nach Binet) (zu 7)

A = Stadium A
B = Stadium B
C = Stadium C

Stadium A:
Hb > 100 g/l bzw. > 6.2 mmol/l, Thrombozyten $> 100 \times 10^9/l$, weniger als 3 vergrößerte Lymphknotenregionen

Stadium B:
Wie A, aber 3 oder mehr vergrößerte Lymphknotenregionen

Stadium C:
Hb ≤ 100 g/l bzw. ≤ 6.2 mmol/l, Thrombozyten $\leq 100 \times 10^9/l$, unabhängig von der Zahl der vergrößerten Lymphknotenregionen

Chronische Myeloische Leukämie (CML) (zu 7)

C = Chronische Phase
A = Akzelerierte Phase
B = Blastenphase

Akute Leukämie (nach FAB) (zu 7)

Die akute Leukämie wird nach der FAB-Klassifikation verschlüsselt. Dabei kennzeichnen M1–M7 Subtypen der akuten nichtlymphatischen Leukämie, L1–L3 solche der akuten lymphatischen Leukämie (ALL):

1 = M1 (Akute undifferenzierte Leukämie)
2 = M2 (Akute myeloische Leukämie mit Differenzierung)
3 = M3 (Promyelozytäre Leukämie)
4 = M4 (Akute myelo-monozytäre Leukämie)
5 = M5 (Akute monozytäre Leukämie)
6 = M6 (Akute Erythroleukämie)
7 = M7 (Akute megakaryozytäre Leukämie)

K = L1 (Kindlicher Typ)
E = L2 (Erwachsenen-Typ)
B = L3 (Burkitt-Typ)

Multiples Myelom (nach Durie und Salmon) (zu 7)

Multiple Myelome werden nach der Klassifikation von Durie und Salmon erfaßt. Man unterscheidet dabei drei Stadien sowie ein Supplement für die Nierenfunktion:

Stadium
1 = Stadium 1
2 = Stadium 2
3 = Stadium 3

Stadium 1:
Alle der folgenden Kriterien erfüllt:
Hämoglobin > 100 g/l bzw. > 6.2 mmol/l
Serumkalzium normal (≤ 12 mg/dl bzw. ≤ 3.0 mmol/l)
Röntgenbild normal oder höchstens ein solitäres Plasmozytom
Paraproteinkonzentration IgG < 5 g/dl, IgA < 3 g/dl
Bence-Jones-Proteinurie < 4 g/24 h.

Stadium 2:
Kriterien von Stadium 1 und 3 nicht erfüllt.

Stadium 3
Eines oder mehrere der folgenden Kriterien erfüllt:
Hämoglobin < 85 g/l bzw. < 5.2 mmol/l
Serumkalzium > 12 mg/dl bzw. > 3.0 mmol/l
ausgedehnte Osteolysen
Paraproteinkonzentration: IgG > 7 g/dl, IgA > 5 g/dl
Bence-Jones-Proteinurie > 12 g/24 h.

Nierenfunktion
A = Normale Nierenfunktion (Serumkreatinin < 2 mg/dl)
B = Gestörte Nierenfunktion (Serumkreatinin ≥ 2 mg/dl)

Dokumentationsbogen 5:

Strahlentherapie

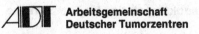

Arbeitsgemeinschaft Deutscher Tumorzentren

Bogen 5

- Basisdokumentation für Tumorkranke -

STRAHLENTHERAPIE

Name des Patienten: _____

Patientenidentifikations-Nr. ☐☐☐☐☐☐☐☐

Vorname(n): _____

Tumoridentifikations-Nr. ☐

Geburtsname: _____ Land: _____

Geschlecht (M = Männlich, W = Weiblich) ☐

Straße: _____

Tag   Monat   Jahr

PLZ ☐☐☐☐☐ Ort: _____

Geburtsdatum ☐☐.☐☐.☐☐☐☐

Telefon: _____

Klinik: _____

Zentrumsinternes Kennzeichen

Klinik-Nr.

☐☐☐☐☐

Abt.: _____ Station: _____

Fachrichtung 1.☐☐☐☐ 2.☐☐☐☐ 3.☐☐☐☐

Tumorlokalisation und Seitenlokalisation (aus Diagnosedaten) in Klartext und nach Tumorlokalisationsschlüssel

Lok.-Schlüssel   Seite

_____

[C]☐☐.☐☐ ☐

Klartext

1. Beginn der Bestrahlungsbehandlung

Tag   Monat   Jahr

☐☐.☐☐.☐☐☐☐

2. Ende der Bestrahlungsbehandlung

Tag   Monat   Jahr

☐☐.☐☐.☐☐☐☐

3. Zielgebiet   Zusatz: L = Links   R = Rechts   B = Beidseits   M = Mittellinie

Schlüssel I   Zusatz

_____   ☐☐.☐☐ ☐

_____   ☐☐.☐☐ ☐

_____   ☐☐.☐☐ ☐

4. Applikationsart   ☐

P = Perkutane Therapie   K = Endokavitäre Kontakttherapie   I = Interstitielle Kontakttherapie
M = Metabolische Therapie (offene Radionuklide)

_____

Klartext

5. Gesamtdosis/Aktivität _____

Bei P, K, I (in 4.) Gesamtdosis in Gray (Gy), bei M (in 4.) Aktivität in Giga-Becquerel (GBq) eintragen

6.1 Isodose in Prozent (alternativ zu 6.2) (linksbündig verschlüsseln)   ☐☐☐

6.2 Tiefe in cm (alternativ zu 6.1)   ☐☐

7.1 Anzahl der Einzelbestrahlungen   ☐☐

7.2 Anzahl der Bestrahlungstage   ☐☐

8.1 Strahlenart (Schlüssel s. Rückseite) _____   ☐☐

Klartext

Maßeinheit

8.2 Spannung/Energie   ☐   E = Energie in MeV   S = Erzeugerspannung in kV

Zahlenwert

☐☐☐☐.☐

9. Applikationstechnik   ☐

1 = 1 Stehfeld   2 = 2 Stehfelder   3 = 3 Stehfelder   4 = 4 Stehfelder
B = Bewegungsbestrahlung   K = Komplexe Technik   S = Sonstige Technik   X = Unbekannt

_____

Klartext

10.1 Unterbrechung der Bestrahlungsbehandlung?   N = Nein   J = Ja   X = Unbekannt   ☐

10.2 Grund der Unterbrechung ☐

P = Unterbrechung geplant   W = Wegen Nebenwirkungen   E = Nichterscheinen des Patienten
G = Gerät nicht einsatzbereit   S = Sonstige Gründe   X = Unbekannter Grund

10.3 Dauer der Unterbrechung in Tagen ☐☐

11. Nebenwirkungen: 11.1 Nebenwirkungen aufgetreten? N = Nein   J = Ja   X = Unbekannt ☐

11.2 Art der Nebenwirkung(en)

	Kurzcode	Grad	Zusammenhang
_____	☐☐☐	☐	☐
Klartext _____	☐☐☐	☐	☐
_____	☐☐☐	☐	☐

Kurzcode und Grad: s. Schlüssel III im Anhang der Basisdokumentation
Zusammenhang: Zusammenhang zwischen Therapie und angegebener Nebenwirkung ist
　　　　　　　　W = Wahrscheinlich   F = Fraglich   X = Unbekannt

12. Weiteres strahlentherapeutisches Vorgehen ☐

F = Fortsetzung der Strahlentherapie   A = Abbruch wegen Nebenwirkungen   E = Reguläres Ende
V = Patient verweigert Fortsetzung   S = Abbruch aus sonstigen Gründen   X = Unbekannt

Grund für Therapiemodifikation _____
　　　　　　　　　　　　　　　　　　Klartext

13. Gesamtbeurteilung des Tumorgeschehens ☐

O = Postop. R0, Tumormarker nicht bekannt   F = Postop. R0, Tumormarker negativ   M = Postop. R0, Tumor-
marker erhöht   V = Vollremission (CR)   T = Teilremission (PR)   B = Klinische Besserung (minimal response, MR)
K = Keine Änderung (NC)   D = Divergentes Geschehen   P = Progression   U = Beurteilung unmöglich
X = Unbekannt

14.1 Residualtumorklassifikation ☐

0 = R0 (kein Residualtumor)   1 = R1 (mikr. Residualtumor)   2 = R2a (makr. Residualtumor, mikr. nicht bestätigt)
3 = R2b (makr. Residualtumor, mikr. bestätigt)   X = RX (kann nicht beurteilt werden)

14.2 Lokalisation des Residualtumors ☐

L = Lokoregionär   F = Fernmetastase(n)   B = Beides (L + F)   X = Unbekannt

15. Tumor- oder therapiebedingte Folgeerkrankungen ☐

N = Nein   J = Ja   X = Unbekannt

Art der Folgeerkrankung im Klartext

Schlüssel V

_____ ☐☐☐
_____ ☐☐☐
_____ ☐☐☐

16. Allgemeiner Leistungszustand (ECOG) (siehe Rückseite) ☐

17. Vorgesehene Maßnahmen

Operation ☐	Hormontherapie ☐	Sonstige Therapie	☐
Bestrahlung ☐	Knochenmarktranspl. ☐	Anschlußheilbehandlung (AHB)	☐
Chemotherapie ☐	Immuntherapie ☐	Keine Therapie, nur Nachsorge	☐

J = Ja (diese Behandlung ist vorgesehen)   N = Nein (diese Behandlung ist nicht vorgesehen)
A = Abgelehnt (diese Behandlung ist/war vorgesehen, wird aber vom Patienten abgelehnt)

Klartext _____

18. Wiedervorstellungstermin

Tag　Monat　Jahr
☐☐.☐☐.☐☐☐☐

19. Ort der Wiedervorstellung _____

Zentrumsspezifische Items oder Klartext

_____ _____　_____ _____
Datum　　　Unterschrift Arzt　　　　　Datum　　　　Unterschrift Dokumentar/in

Verschlüsselungsanweisungen

Strahlenart (zu 8.1)

RO = Konventionelle Röntgenstrahlen
UH = Ultraharte Röntgenstrahlen
EL = Elektronenstrahlen
NE = Neutronenstrahlen
CO = Kobalt-60
CS = Cäsium-137
RA = Radium-226
IR = Iridium-192
J1 = Jod-125
J2 = Jod-131
AU = Gold-198
PH = Phosphor-32
YT = Yttrium-90
S1 = Strontium-89
S2 = Strontium-90
TA = Tantal-182
SO = Sonstige (mit zusätzlicher Klartextangabe)

Allgemeiner Leistungszustand (ECOG) (zu 16)

0 = Normale, uneingeschränkte Aktivität wie vor der Erkrankung
1 = Einschränkung bei körperlicher Anstrengung, aber gehfähig; leichte körperliche Arbeit bzw. Arbeit im Sitzen (z. B. leichte Hausarbeit oder Büroarbeit) möglich
2 = Gehfähig, Selbstversorgung möglich, aber nicht arbeitsfähig; kann mehr als 50% der Wachzeit aufstehen
3 = Nur begrenzte Selbstversorgung möglich, ist 50% oder mehr der Wachzeit an Bett oder Stuhl gebunden
4 = Völlig pflegebedürftig, keinerlei Selbstversorgung möglich; völlig an Bett oder Stuhl gebunden
X = Unbekannt

Dokumentationsbogen 6:

Chemotherapie

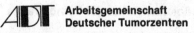

Arbeitsgemeinschaft Deutscher Tumorzentren

– Basisdokumentation für Tumorkranke –

Bogen 6

CHEMOTHERAPIE

Name des Patienten: _____	Patientenidentifikations-Nr. ☐☐☐☐☐☐☐
Vorname(n): _____	Tumoridentifikations-Nr. ☐
Geburtsname: _____ Land: _____	Geschlecht (M = Männlich, W = Weiblich) ☐
Straße: _____	
PLZ ☐☐☐☐☐ Ort: _____	Geburtsdatum Tag Monat Jahr ☐☐.☐☐.☐☐☐☐
Telefon: _____	

Klinik: _____	Zentrumsinternes Kennzeichen Klinik-Nr. ☐☐☐
Abt.: _____ Station: _____	Fachrichtung 1.☐☐☐ 2.☐☐☐ 3.☐☐☐

Tumorlokalisation und Seitenlokalisation (aus Diagnosedaten) in Klartext und nach Tumorlokalisationsschlüssel

_____   Lok.-Schlüssel [C]☐☐.☐☐   Seite ☐

Klartext

			Tag Monat Jahr
1.	**Behandlungsbeginn**		☐☐.☐☐.☐☐☐☐
2.	**Behandlungsende**		☐☐.☐☐.☐☐☐☐
3.	**Protokoll** _____		
	Klartext		
4.	**Größe in cm**		☐☐☐
5.	**Körpergewicht in kg**		☐☐☐
6.	**Körperoberfläche in m²**		☐.☐☐

7. Medikamente

	Einzeldosis Menge	Einheit	Applik.- Dauer (min)	Gesamtdosis Menge	Einheit	% der Solldosis
Klartext	☐☐☐	☐☐	☐☐☐	☐☐☐	☐☐	☐☐☐
_____	☐☐☐	☐☐	☐☐☐	☐☐☐	☐☐	☐☐☐
_____	☐☐☐	☐☐	☐☐☐	☐☐☐	☐☐	☐☐☐
_____	☐☐☐	☐☐	☐☐☐	☐☐☐	☐☐	☐☐☐
_____	☐☐☐	☐☐	☐☐☐	☐☐☐	☐☐	☐☐☐
_____	☐☐☐	☐☐	☐☐☐	☐☐☐	☐☐	☐☐☐
_____	☐☐☐	☐☐	☐☐☐	☐☐☐	☐☐	☐☐☐
_____	☐☐☐	☐☐	☐☐☐	☐☐☐	☐☐	☐☐☐
_____	☐☐☐	☐☐	☐☐☐	☐☐☐	☐☐	☐☐☐
_____	☐☐☐	☐☐	☐☐☐	☐☐☐	☐☐	☐☐☐
_____	☐☐☐	☐☐	☐☐☐	☐☐☐	☐☐	☐☐☐

8. Applikationsweg (Schlüssel siehe Rückseite) _____ ☐☐

9. Nebenwirkungen: **Nebenwirkungen aufgetreten?** N = Nein J = Ja X = Unbekannt ☐

Art der Nebenwirkungen

	Kurzcode	Grad	Zusammenhang
_____	☐☐☐	☐	☐
Klartext	☐☐☐	☐	☐
_____	☐☐☐	☐	☐
_____			

Kurzcode und Grad: siehe Schlüssel III im Anhang der Basisdokumentation
Zusammenhang: Zusammenhang zwischen Therapie und angegebener Nebenwirkung ist:
W = Wahrscheinlich   F = Fraglich   X = Unbekannt

10.1 Weiteres chemotherapeutisches Vorgehen ☐

F = Fortsetzung der Therapie   A = Abbruch wegen Nebenwirkungen   E = Reguläres Ende
V = Patient verweigert Fortsetzung   S = Abbruch aus sonst. Gründen   X = Unbekannt

10.2 Grund für Therapiemodifikation _____
_{Klartext}

11. Gesamtbeurteilung des Tumorgeschehens ☐

O = Postop. R0, Tumormarker nicht bekannt   F = Postop. R0, Tumormarker negativ   M = Postop. R0, Tumormarker erhöht   V = Vollremission (CR)   T = Teilremission (PR)   B = Klinische Besserung (minimal response, MR)
K = Keine Änderung (NC)   D = Divergentes Geschehen   P = Progression   U = Beurteilung unmöglich
X = Unbekannt

12.1 Residualtumorklassifikation ☐

0 = R0 (kein Residualtumor)   1 = R1 (mikr. Residualtumor)   2 = R2a (makr. Residualtumor, mikr. nicht bestätigt)
3 = R2b (makr. Residualtumor, mikr. bestätigt)   X = RX (kann nicht beurteilt werden)

12.2 Lokalisation des Residualtumors ☐

L = Lokoregionär   F = Fernmetastase(n)   B = Beides (L + F)   X = Unbekannt

13. Tumor- und therapiebedingte Folgeerkrankungen ☐

N = Nein   J = Ja   X = Unbekannt

Art der Folgeerkrankung im Klartext   Schlüssel V

_____   ☐☐☐

_____   ☐☐☐

_____   ☐☐☐

14. Allgemeiner Leistungszustand (ECOG) (siehe Rückseite) ☐

15. Vorgesehene Maßnahmen

Operation ☐	Hormontherapie ☐	Sonstige Therapie ☐
Bestrahlung ☐	Knochenmarktranspl. ☐	Anschlußheilbehandlung (AHB) ☐
Chemotherapie ☐	Immuntherapie ☐	Keine Therapie, nur Nachsorge ☐

J = Ja (diese Behandlung ist vorgesehen)   N = Nein (diese Behandlung ist nicht vorgesehen)
A = Abgelehnt (diese Behandlung ist/war vorgesehen, wird aber vom Patienten abgelehnt)

_____
_{Klartext}

Tag   Monat   Jahr

16. Wiedervorstellungstermin   ☐☐.☐☐.☐☐☐☐

17. Ort der Wiedervorstellung _____

Zentrumsspezifische Items oder Klartext

_____ _____ _____ _____
Datum   Unterschrift Arzt   Datum   Unterschrift Dokumentar/in

6.3

Verschlüsselungsanweisungen

Applikationsweg (zu 8)

Systemische Chemotherapie:

OR = Oral
IM = Intramuskulär
SC = Subkutan
IV = Intravenös
LI = i.v. Langzeitinfusion (mind. 24 Stunden)

Intrakavitäre oder intraluminale Chemotherapie:

PE = Intraperitoneal
PL = Intrapleural
TH = Intrathekal
VE = Intravesikal
SO = Sonstige (mit Klartextangabe)

Isolierte Perfusion:

PN = Katheter, normotherm
PH = Katheter, hypertherm
PS = Pumpsystem

Regionale Infusion:

IN = Regionale Infusion, normotherm
IH = Regionale Infusion, hypertherm

Chemoembolisation:

CE = Chemoembolisation

Allgemeiner Leistungszustand (ECOG) (zu 14)

0 = Normale, uneingeschränkte Aktivität wie vor der Erkrankung
1 = Einschränkung bei körperlicher Anstrengung, aber gehfähig; leichte körperliche Arbeit bzw. Arbeit im Sitzen (z.B. leichte Hausarbeit oder Büroarbeit) möglich
2 = Gehfähig, Selbstversorgung möglich, aber nicht arbeitsfähig; kann mehr als 50% der Wachzeit aufstehen
3 = Nur begrenzte Selbstversorgung möglich, ist 50% oder mehr der Wachzeit an Bett oder Stuhl gebunden
4 = Völlig pflegebedürftig, keinerlei Selbstversorgung möglich; völlig an Bett oder Stuhl gebunden
X = Unbekannt

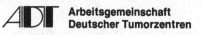

**Arbeitsgemeinschaft
Deutscher Tumorzentren**
- Basisdokumentation für Tumorkranke -

ABSCHLUSSDATEN

Name des Patienten: _____

Vorname(n): _____

Patientenidentifikations-Nr. ⬚⬚⬚⬚⬚⬚⬚

Tumoridentifikations-Nr. ⬚

Geburtsname: _____ Land: _____

Straße: _____

PLZ ⎣_⎪_⎪_⎪_⎪_⎦ Ort: _____

Telefon: _____

Geschlecht (M = Männlich, W = Weiblich) ⬚

Geburtsdatum ⬚⬚.⬚⬚.⬚⬚⬚⬚
(Tag Monat Jahr)

Klinik: _____

Abt.: _____ Station: _____

Zentrumsinternes Kennzeichen ⬚⬚⬚⬚ (Klinik-Nr.)

Fachrichtung 1.⬚⬚ 2.⬚⬚ 3.⬚⬚

Tumorlokalisation und Seitenlokalisation (aus Diagnosedaten) in Klartext und nach Tumorlokalisationsschlüssel

Lok.-Schlüssel

_____ C⬚⬚.⬚⬚ Seite ⬚

1.1 Grund des Ausscheidens aus der Nachsorge/Betreuung ⬚

T = Patient verstorben L = Patient nicht auffindbar N = Betreuung/Nachsorge nicht mehr nötig
B = Patient andernorts in Betreuung V = Patient verweigert Betreuung X = Unbekannt

Klartext

1.2 Datum der letzten Information über den Patienten ⬚⬚.⬚⬚.⬚⬚⬚⬚
(Tag Monat Jahr)

2. Quelle der Angaben _____ ⬚

E = Eigenes Zentrum R = Anderes Register K = Andere Klinik A = Niedergelassener Arzt
M = Meldeamt S = Sonstige X = Unbekannt

Folgende Angaben sind nur bei Tod des Patienten zu erfassen:

3. Sterbedatum ⬚⬚.⬚⬚.⬚⬚⬚⬚
(Tag Monat Jahr)

4. Todesursache

Direkte Todesursache _____ (ICD-9) ⬚⬚⬚.⬚

Vorausgegangene Ursache _____ ⬚⬚⬚.⬚

Vorausgegangenes Grundleiden _____ ⬚⬚⬚.⬚

Andere wesentliche Erkrankungen,
die zum Tod beigetragen haben   1. ⬚⬚⬚.⬚ (ICD-9) 2. ⬚⬚⬚.⬚ (ICD-9) 3. ⬚⬚⬚.⬚

5. Tod tumorbedingt? J = Ja, Tod tumorbedingt B = Ja, Tod an Behandlungskomplikationen, ⬚
Nebenwirkungen oder therapiebedingten Folgeerkrankungen N = Nein X = Unbekannt

6. Gesamtbeurteilung des Tumorgeschehens ⬚

O = Postop. R0, Tumormarker nicht bekannt F = Postop. R0, Tumormarker negativ M = Postop. R0, Tumor-
marker erhöht V = Vollremission (CR) T = Teilremission (PR) B = Klinische Besserung (Minimal Response, MR)
K = Keine Änderung (NC) D = Divergentes Geschehen P = Progression U = Beurteilung unmöglich
X = Unbekannt

7. Autopsie durchgeführt? J = Ja N = Nein X = Unbekannt ⬚

Zentrumsspezifische Items oder Klartext

_____ _____   _____ _____
Datum   Unterschrift Arzt   Datum   Unterschrift Dokumentar/in

A|D|T Arbeitsgemeinschaft Deutscher Tumorzentren

– Basisdokumentation für Tumorkranke –

AUTOPSIEDATEN

Name des Patienten: _____

Vorname(n): _____

Geburtsname: _____ Land: _____

Straße: _____

PLZ |__|__|__|__|__| Ort: _____

Telefon: _____

Patientenidentifikations-Nr. |__|__|__|__|__|__|

Tumoridentifikations-Nr. |__|

Geschlecht (M = Männlich, W = Weiblich) |__|

Geburtsdatum Tag |__|__| . Monat |__|__| . Jahr |__|__|__|__|

Klinik: _____

Abt.: _____ Station: _____

Zentrumsinternes Kennzeichen Klinik-Nr. |__|__|

Fachrichtung 1.|__|__| 2.|__|__| 3.|__|__|

Tumorlokalisation und Seitenlokalisation (aus Diagnosedaten) in Klartext und nach Tumorlokalisationsschlüssel

_____ Lok.-Schlüssel C|__|__| . |__|__| Seite |__|

Klartext

1. Datum der Autopsie Tag |__|__| . Monat |__|__| . Jahr |__|__|__|__|

2., 3. Pathologisches Institut _____ Inst.-Nr. |__|__|

4. Tumorhistologie (WHO-Klassifikation) _____ ICD-O M-|__|__|__|__| / |__|

Zusätzl. Histologie _____ M-|__|__|__|__| / |__|

5. Grading (Schlüssel siehe Rückseite) _____ |__|

6.1–
6.2
6.4

Tumorausbreitung: Primärtumor |__| Regionäre Lymphknoten |__| Fernmetastasen |__|

K = Kein Tumor	K = Keine regionären Lk.-Met.	K = Keine Fernmetastasen
T = Tumorreste (Res.tumor)	T = Residualtumor in reg. Lk	M = Fernmetast. verblieb.
R = Lokalrezidiv	R = Lk-Rez./neu aufgetr. Lk-Met.	R = Neue Fernmetastasen
F = Fraglicher Befund	F = Fraglicher Befund	F = Fraglicher Befund
X = Unbekannt	X = Unbekannt	X = Unbekannt

6.2. Lokalisation des Primärtumors laut autoptischem Befund C|__|__| . |__|__|

_____

Klartext

6.4.2 Lokalisation von Fernmetastasen (Schlüssel siehe Rückseite) Kurzschlüssel

_____ |__|__|

_____ |__|__|

_____ |__|__|

7. Autopt. Tumorstadium: Verwendeter Schüssel _____ |__|

T = TNM A = Ann Arbor S = Sonstige

TNM-Klassifikation y|__| a|__| T|__|__|__|__|(|__|) cL|__| a|__| N|__|__|__| cL|__| a|__| M|__|__|__| cL|__|

Ann-Arbor-Klassifikation

Stadium	A/B Kategorie	Extra-lymphatisch	Milz	Kno-chen	Kno-chen-mark	Lunge	Leber	Gehirn	Pleura	Peri-toneum	Neben-niere	Haut	Andere
|__|	|__|	|__|	|__|	|__|	|__|	|__|	|__|	|__|	|__|	|__|	|__|	|__|	|__|

1–4 = A = Kateg. A K = Kein Befall N = Organ nicht befallen (klin.) U = Organ nicht befallen (mikr.)
Stadium I–IV B = Kateg. B E = Befall B = Organbefall (klinisch) M = Organbefall (mikroskopisch)
X = Unbekannt X = Unbekannt X = Unbekannt X = Unbekannt

Sonstige Klassifikationen _____ Stadium: |__|__|

Bitte Klartext, falls nicht oben verschlüsselt

Datum _____ Unterschrift Arzt _____ Datum _____ Unterschrift Dokumentar/in _____

8.1

Verschlüsselungsanweisungen

Histopathologisches Grading (zu 5)

1 = G1 (Gut differenziert)
2 = G2 (Mäßig differenziert)
3 = G3 (Schlecht differenziert)
4 = G4 (Undifferenziert)

L = Low grade (G1/G2)
H = High grade (G3/G4)
G = Grenzfall bzw. Borderline (GB – nur bei Ovar!)

T = T-Zell-Lymphom
B = B-Zell-Lymphom
Z = Null-Zell-Lymphom

X = GX (Differenzierungsgrad oder Herkunft kann nicht bestimmt werden)

Das histopathologische Grading ist für die verschiedenen Tumoren nicht einheitlich. Im allgemeinen gelten die oben angeführten Codes. Bei einigen Tumoren ist jedoch die Auswahl der Notationen eingeschränkt: Urologische Tumoren, Tumoren des Corpus uteri, Ovarialtumoren, Melanome der Konjunktiva und der Uvea. Die Codierung des Gradings bei diesen Tumoren ist in Kapitel 2.13 der Basisdokumentation beschrieben.

Für folgende Tumoren ist ein histopathologisches Grading **nicht** vorgesehen:
Hoden
Melanom der Haut und des Augenlides
Retinoblastom
Neuroblastom
Nephroblastom

Lokalisation von Fernmetastasen (zu 6.4.2)

PUL = Lunge
OSS = Knochen
HEP = Leber
BRA = Hirn
LYM = Lymphknoten
MAR = Knochenmark
PLE = Pleura
PER = Peritoneum
ADR = Nebennieren
SKI = Haut
OTH = Andere Organe
GEN = Generalisierte Metastasierung

ADT Arbeitsgemeinschaft Deutscher Tumorzentren

- Basisdokumentation für Tumorkranke -

Bogen 9 (vereinfachter Bogen)

DIAGNOSEDATEN

Name des Patienten: ____________

Vorname(n): ____________

Patientenidentifikations-Nr. ☐☐☐☐☐☐☐

Tumoridentifikations-Nr. ☐

Geburtsname: ____________ Land: ____________

Straße: ____________

Geschlecht (M = Männlich, W = Weiblich) ☐

Geburtsdatum (Tag . Monat . Jahr) ☐☐.☐☐.☐☐☐☐

PLZ ☐☐☐☐☐ Ort: ____________

Telefon: ____________

Klinik: ____________

Abt.: ____________ Station: ____________

1. **Aufnahmedatum** (erste Aufnahme wegen des hier dokumentierten Tumors durch das Zentrum) (Tag . Monat . Jahr) ☐☐.☐☐.☐☐☐☐
2. **Quelle der Angaben**
   ○ Eig. Zentrum ○ And. Register ○ And. Klinik ○ Niedergel. Arzt ○ Meldeamt ○ Sonst. ○ Unbekannt
3. **Korrektur bereits erfaßter Diagnosedaten**
   ○ Nein ○ Ja Wenn ja: Korrekturdatum ☐☐.☐☐.☐☐☐☐
4. **Anlaß der Erfassung**
   ○ Erstbehandl. ○ Weiterbehandl. ○ Sympt. Therapie ○ Nachsorge ○ Nur Diagnostik ○ Anderes ○ Unbek.
5. **Tumorausprägung (zu 4.)**
   ○ Primärtumor ○ Primärtumorrez. ○ LK-Rezidiv ○ Lokoreg. Rezidiv ○ Fernmetastase(n) ○ Gen. Progression
6. **Datum der ersten ärztlichen Tumor(verdachts)diagnose** ☐☐.☐☐.☐☐☐☐
7. **Anlaß für den Arztbesuch**
   ○ Tumorsymptomatik ○ Gesetzl. Früherkennung ○ Nichtgesetzl. Vorsorgeunters. ○ Selbstuntersuchung
   ○ Nachsorge ○ Anderes ○ Unbekannt
8. **Frühere Tumorerkrankungen**
   ○ Nein ○ Ja ○ Unbekannt Wenn ja, welche (mit Erkrankungsjahr) ____________

9./10. **Lokalisation des Primärtumors (mit Seitenlokalisation)** ____________

11. **Tumorhistologie** ____________ ICD-O M-☐☐☐☐/☐
12. **Bestätigung der Tumorhistologie durch andere Institution**
    ○ Nein ○ Register oder Referenzpathologie einer Studie ○ Anderes Pathologisches Institut
13. **Grading** (Schlüssel s. Rückseite) ____________
14. **Tumorstadium nach** ○ TNM ○ Ann Arbor ○ Anderer Schlüssel Welcher ____________
    Stadium ____________
15. **Lokalisation von Fernmetastasen** ____________
16. **Allgemeiner Leistungszustand** (ECOG-Schlüssel siehe Rückseite) ☐
17. **Vorgesehene Maßnahmen** ____________
18. **Wiedervorstellungstermin** ☐☐.☐☐.☐☐☐☐
19. **Ort der Wiedervorstellung** ____________

Zentrumsspezifische Items oder Klartext

Datum ____________ Unterschrift des Dokumentierenden ____________

Verschlüsselungsanweisungen

Histopathologisches Grading (zu 13)

1 = G1 (Gut differenziert)
2 = G2 (Mäßig differenziert)
3 = G3 (Schlecht differenziert)
4 = G4 (Undifferenziert)

L = Low grade (G1/G2)
H = High grade (G3/G4)
G = Grenzfall bzw. Borderline (GB - nur bei Ovar!)

T = T-Zell-Lymphom
B = B-Zell-Lymphom
Z = Null-Zell-Lymphom

X = GX (Differenzierungsgrad oder Herkunft kann nicht bestimmt werden)

Das histopathologische Grading ist für die verschiedenen Tumoren nicht einheitlich. Im allgemeinen gelten die oben angeführten Codes. Bei einigen Tumoren ist jedoch die Auswahl der Notationen eingeschränkt: Urologische Tumoren, Tumoren des Corpus uteri, Ovarialtumoren, Melanome der Konjunktiva und der Uvea. Die Codierung des Gradings bei diesen Tumoren ist in Kapitel 2.13 der Basisdokumentation beschrieben.

Für folgende Tumoren ist ein histopathologisches Grading **nicht** vorgesehen:
Hoden
Melanom der Haut und des Augenlides
Retinoblastom
Neuroblastom
Nephroblastom

CLL (nach Rai) (zu 14)

0 = Stadium 0
1 = Stadium 1
2 = Stadium 2
3 = Stadium 3
4 = Stadium 4

Stadium 0:
Lymphozytose im peripheren Blut $\geq$15000, im Knochenmark $\geq$40%

Stadium 1:
Stadium 0, zusätzlich Lymphknotenvergrößerung

Stadium 2:
Stadium 0 oder 1, zusätzlich Hepato- und/oder Splenomegalie

Stadium 3:
Stadium 0, 1 oder 2, zusätzlich Anämie (Hb < 110 g/l bzw. < 6.8 mmol/l oder Hämatokrit < 33%)

Stadium 4:
Stadium 0, 1, 2 oder 3, zusätzlich Thrombopenie ($< 100 \times 10^9$/l)

CLL (nach Binet) (zu 14)

A = Stadium A
B = Stadium B
C = Stadium C

Stadium A:
Hb > 100 g/l bzw. > 6.2 mmol/l, Thrombozyten $> 100 \times 10^9$/l, weniger als 3 vergrößerte Lymphknotenregionen

Stadium B:
Wie A, aber 3 oder mehr vergrößerte Lymphknotenregionen

Stadium C:
Hb $\leq$ 100 g/l bzw. $\leq$ 6.2 mmol/l, Thrombozyten $\leq 100 \times 10^9$/l, unabhängig von der Zahl der vergrößerten Lymphknotenregionen

Chronische Myeloische Leukämie (CML) (zu 14)

C = Chronische Phase
A = Akzelerierte Phase
B = Blastenphase

Akute Leukämien (nach FAB) (zu 14)

Die akute Leukämie wird nach der FAB-Klassifikation verschlüsselt. Dabei kennzeichnen M1–M7 Subtypen der akuten nicht-lymphatischen Leukämie, L1–L3 solche der akuten lymphatischen Leukämie (ALL):

1 = M1 (Akute undifferenzierte Leukämie)
2 = M2 (Akute myeloische Leukämie mit Differenzierung)
3 = M3 (Promyelozytäre Leukämie)
4 = M4 (Akute myelo-monozytäre Leukämie)
5 = M5 (Akute monozytäre Leukämie)
6 = M6 (Akute Erythroleukämie)
7 = M7 (Akute megakaryozytäre Leukämie)

K = L1 (Kindlicher Typ)
E = L2 (Erwachsenen-Typ)
B = L3 (Burkitt-Typ)

Multiples Myelom (nach Durie und Salmon) (zu 14)

Multiple Myelome werden nach der Klassifikation von Durie und Salmon erfaßt. Man unterscheidet dabei drei Stadien sowie ein Supplement für die Nierenfunktion:

Stadium
1 = Stadium 1
2 = Stadium 2
3 = Stadium 3

Stadium 1:
Alle der folgenden Kriterien erfüllt:
Hämoglobin > 100 g/l bzw. > 6.2 mmol/l
Serumkalzium normal ($\leq$ 12 mg/dl bzw. $\leq$ 3.0 mmol/l)
Röntgenbild normal oder höchstens ein solitäres Plasmozytom
Paraproteinkonzentration IgG < 5 g/dl, IgA < 3 g/dl
Bence-Jones-Proteinurie < 4 g/24 h.

Stadium 2:
Kriterien von Stadium 1 und 3 nicht erfüllt.

Stadium 3
Eines oder mehrere der folgenden Kriterien erfüllt:
Hämoglobin < 85 g/l bzw. < 5.2 mmol/l
Serumkalzium > 12 mg/dl bzw. > 3.0 mmol/l
ausgedehnte Osteolysen
Paraproteinkonzentration: IgG > 7 g/dl, IgA > 5 g/dl
Bence-Jones-Proteinurie > 12 g/24 h.

Nierenfunktion
A = Normale Nierenfunktion (Serumkreatinin < 2 mg/dl)
B = Gestörte Nierenfunktion (Serumkreatinin $\geq$ 2 mg/dl)

Allgemeiner Leistungszustand (ECOG) (zu 16)

0 = Normale, uneingeschränkte Aktivität wie vor der Erkrankung
1 = Einschränkung bei körperlicher Anstrengung, aber gehfähig; leichte körperliche Arbeit bzw. Arbeit im Sitzen (z. B. leichte Hausarbeit oder Büroarbeit) möglich
2 = Gehfähig, Selbstversorgung möglich, aber nicht arbeitsfähig; kann mehr als 50% der Wachzeit aufstehen
3 = Nur begrenzte Selbstversorgung möglich, ist 50% oder mehr der Wachzeit an Bett oder Stuhl gebunden
4 = Völlig pflegebedürftig, keinerlei Selbstversorgung möglich; völlig an Bett oder Stuhl gebunden
X = Unbekannt

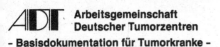

Arbeitsgemeinschaft Deutscher Tumorzentren

- Basisdokumentation für Tumorkranke -

Bogen 10 (vereinf. Bogen mit Epidemiologieteil)

DIAGNOSEDATEN

Name des Patienten: _____

Vorname(n): _____

Geburtsname: _____ Land: _____

Straße: _____

PLZ |__|__|__|__|__| Ort: _____

Telefon: _____

Geschlecht (M = Männlich, W = Weiblich) ☐

| Tag | Monat | Jahr |
Geburtsdatum |__|__|.|__|__|.|__|__|__|__|

Klinik: _____

Abt.: _____ Station: _____

Patientenidentifikations-Nr. |__|__|__|__|__|__|__|

Tumoridentifikations-Nr. ☐

Anzahl der Geburten Lebend |__|__| Tot |__| Fehl |__|

Raucher: ○ Nie ○ Exraucher ○ Raucher ○ Unbek.

Umfang und Dauer der Raucheranamnese _____

Letzter Beruf _____

Am längsten ausgeübter Beruf _____

Verdacht auf Krebserkrankung durch Beruf
○ Nein   ○ Ja   ○ Unbekannt

Krebserkrankung bei Blutsverwandten
○ Nein   ○ Bei Kindern   ○ Bei Geschwistern
○ Bei Eltern   ○ Bei Großeltern
○ Bei anderen Blutsverw.   ○ Mehrfach   ○ Unbek.

Verwandtschaftsgrad (1, 2, 3 oder 4) ☐

1. Aufnahmedatum
(erste Aufnahme wegen des hier dokumentierten Tumors durch das Zentrum)
Tag Monat Jahr |__|__|.|__|__|.|__|__|__|__|

2. Quelle der Angaben
○ Eig. Zentrum   ○ And. Register   ○ And. Klinik   ○ Niedergel. Arzt   ○ Meldeamt   ○ Sonst.   ○ Unbekannt

3. Korrektur bereits früher erfaßter Diagnosedaten
○ Nein   ○ Ja   Wenn ja: Korrekturdatum |__|__|.|__|__|.|__|__|__|__|

4. Anlaß der Erfassung
○ Erstbehandl.   ○ Weiterbehandl.   ○ Sympt. Therapie   ○ Nachsorge   ○ Nur Diagnostik   ○ Anderes   ○ Unbek.

5. Tumorausprägung (zu 4.)
○ Primärtumor   ○ Primärtumorrez.   ○ LK-Rezidiv   ○ Lokoreg. Rezidiv   ○ Fernmetastase(n)   ○ Gen. Progression

6. Datum der ersten ärztlichen Tumor(verdachts)diagnose |__|__|.|__|__|.|__|__|__|__|

7. Anlaß für den Arztbesuch
○ Tumorsymptomatik   ○ Gesetzl. Früherkennung   ○ Nichtgesetzl. Vorsorgeunters.   ○ Selbstuntersuchung
○ Nachsorge   ○ Anderes   ○ Unbekannt

8. Frühere Tumorerkrankungen
○ Nein   ○ Ja   ○ Unbekannt   Wenn ja, welche (mit Erkrankungsjahr) _____

9./10. Lokalisation des Primärtumors (mit Seitenlokalisation) _____

11. Tumorhistologie _____ M-|__|__|__|__| / ☐   *(ICD-O)*

12. Bestätigung der Tumorhistologie durch andere Institution
○ Nein   ○ Register oder Referenzpathologie einer Studie   ○ Anderes Pathologisches Institut

13. Grading (Schlüssel s. Rückseite) _____

14. Tumorstadium nach ○ TNM   ○ Ann Arbor   ○ Anderer Schlüssel   Welcher _____
Stadium _____

15. Lokalisation von Fernmetastasen _____

16. Allgemeiner Leistungszustand (ECOG-Schlüssel siehe Rückseite) ☐

17. Vorgesehene Maßnahmen _____

18. Wiedervorstellungstermin |__|__|.|__|__|.|__|__|__|__|

19. Ort der Wiedervorstellung _____

Zentrumsspezifische Items oder Klartext

_____
Datum

_____
Unterschrift des Dokumentierenden

10.1

Verschlüsselungsanweisungen

Histopathologisches Grading (zu 13)

1 = G1 (Gut differenziert)
2 = G2 (Mäßig differenziert)
3 = G3 (Schlecht differenziert)
4 = G4 (Undifferenziert)

L = Low grade (G1/G2)
H = High grade (G3/G4)
G = Grenzfall bzw. Borderline (GB - nur bei Ovar!)

T = T-Zell-Lymphom
B = B-Zell-Lymphom
Z = Null-Zell-Lymphom

X = GX (Differenzierungsgrad oder Herkunft kann nicht bestimmt werden)

Das histopathologische Grading ist für die verschiedenen Tumoren nicht einheitlich. Im allgemeinen gelten die oben angeführten Codes. Bei einigen Tumoren ist jedoch die Auswahl der Notationen eingeschränkt: Urologische Tumoren, Tumoren des Corpus uteri, Ovarialtumoren, Melanome der Konjunktiva und der Uvea. Die Codierung des Gradings bei diesen Tumoren ist in Kapitel 2.13 der Basisdokumentation beschrieben.

Für folgende Tumoren ist ein histopathologisches Grading **nicht** vorgesehen:
Hoden
Melanom der Haut und des Augenlides
Retinoblastom
Neuroblastom
Nephroblastom

CLL (nach Rai) (zu 14)

0 = Stadium 0
1 = Stadium 1
2 = Stadium 2
3 = Stadium 3
4 = Stadium 4

Stadium 0:
Lymphozytose im peripheren Blut $\geq$ 15 000, im Knochenmark $\geq$ 40 %

Stadium 1:
Stadium 0, zusätzlich Lymphknotenvergrößerung

Stadium 2:
Stadium 0 oder 1, zusätzlich Hepato- und/oder Splenomegalie

Stadium 3:
Stadium 0, 1 oder 2, zusätzlich Anämie (Hb < 110 g/l bzw. < 6.8 mmol/l oder Hämatokrit < 33 %)

Stadium 4:
Stadium 0, 1, 2 oder 3, zusätzlich Thrombopenie ($< 100 \times 10^9$/l)

CLL (nach Binet) (zu 14)

A = Stadium A
B = Stadium B
C = Stadium C

Stadium A:
Hb > 100 g/l bzw. > 6.2 mmol/l, Thrombozyten $> 100 \times 10^9$/l, weniger als 3 vergrößerte Lymphknotenregionen

Stadium B:
Wie A, aber 3 oder mehr vergrößerte Lymphknotenregionen

Stadium C:
Hb $\leq$ 100 g/l bzw. $\leq$ 6.2 mmol/l, Thrombozyten $\leq 100 \times 10^9$/l, unabhängig von der Zahl der vergrößerten Lymphknotenregionen

Chronische Myeloische Leukämie (CML) (zu 14)

C = Chronische Phase
A = Akzelerierte Phase
B = Blastenphase

Akute Leukämien (nach FAB) (zu 14)

Die akute Leukämie wird nach der FAB-Klassifikation verschlüsselt. Dabei kennzeichnen M1–M7 Subtypen der akuten nichtlymphatischen Leukämie, L1–L3 solche der akuten lymphatischen Leukämie (ALL):

1 = M1 (Akute undifferenzierte Leukämie)
2 = M2 (Akute myeloische Leukämie mit Differenzierung)
3 = M3 (Promyelozytäre Leukämie)
4 = M4 (Akute myelo-monozytäre Leukämie)
5 = M5 (Akute monozytäre Leukämie)
6 = M6 (Akute Erythroleukämie)
7 = M7 (Akute megakaryozytäre Leukämie)

K = L1 (**Kindlicher Typ**)
E = L2 (**Erwachsenen**-Typ)
B = L3 (**Burkitt**-Typ)

Multiples Myelom (nach Durie und Salmon) (zu 14)

Multiple Myelome werden nach der Klassifikation von Durie und Salmon erfaßt. Man unterscheidet dabei drei Stadien sowie ein Supplement für die Nierenfunktion:

Stadium
1 = Stadium 1
2 = Stadium 2
3 = Stadium 3

Stadium 1:
Alle der folgenden Kriterien erfüllt:
Hämoglobin > 100 g/l bzw. > 6.2 mmol/l
Serumkalzium normal ($\leq$ 12 mg/dl bzw. $\leq$ 3.0 mmol/l)
Röntgenbild normal oder höchstens ein solitäres Plasmozytom
Paraproteinkonzentration IgG < 5 g/dl, IgA < 3 g/dl
Bence-Jones-Proteinurie < 4 g/24 h.

Stadium 2:
Kriterien von Stadium 1 und 3 nicht erfüllt.

Stadium 3
Eines oder mehrere der folgenden Kriterien erfüllt:
Hämoglobin < 85 g/l bzw. < 5.2 mmol/l
Serumkalzium > 12 mg/dl bzw. > 3.0 mmol/l
ausgedehnte Osteolysen
Paraproteinkonzentration: IgG > 7 g/dl, IgA > 5 g/dl
Bence-Jones-Proteinurie > 12 g/24 h.

Nierenfunktion
A = Normale Nierenfunktion (Serumkreatinin < 2 mg/dl)
B = Gestörte Nierenfunktion (Serumkreatinin $\geq$ 2 mg/dl)

Allgemeiner Leistungszustand (ECOG) (zu 16)

0 = Normale, uneingeschränkte Aktivität wie vor der Erkrankung
1 = Einschränkung bei körperlicher Anstrengung, aber gehfähig; leichte körperliche Arbeit bzw. Arbeit im Sitzen (z. B. leichte Hausarbeit oder Büroarbeit) möglich
2 = Gehfähig, Selbstversorgung möglich, aber nicht arbeitsfähig; kann mehr als 50 % der Wachzeit aufstehen
3 = Nur begrenzte Selbstversorgung möglich, ist 50 % oder mehr der Wachzeit an Bett oder Stuhl gebunden
4 = Völlig pflegebedürftig, keinerlei Selbstversorgung möglich; völlig an Bett oder Stuhl gebunden
X = Unbekannt

ADT

Arbeitsgemeinschaft Deutscher Tumorzentren

– Basisdokumentation für Tumorkranke –

VERLAUFSDATEN

Name des Patienten: _____

Vorname(n): _____

Geburtsname: _____ Land: _____

Straße: _____

PLZ |__|__|__|__|__| Ort: _____

Telefon: _____

Patientenidentifikations-Nr. |__|__|__|__|__|__|__|

Tumoridentifikations-Nr. |__|

Geschlecht (M = Männlich, W = Weiblich) |__|

Geburtsdatum Tag |__|__| Monat |__|__| Jahr |__|__|__|__|

Klinik: _____

Abt.: _____ Station: _____

Tumorlokalisation beim Patienten _____

Tag Monat Jahr

1. **Beginn der tumorspezifischen Behandlung** |__|__|.|__|__|.|__|__|__|__|
2. **Jetziges Untersuchungsdatum** |__|__|.|__|__|.|__|__|__|__|
3. **Quelle der Angaben**
   ○ Eig. Zentrum ○ And. Register ○ And. Klinik ○ Niedergel. Arzt ○ Meldeamt ○ Sonst. ○ Unbekannt
4. **Anlaß der Erfassung**
   ○ Nachsorge ○ Abgeschlossene Behandlungsphase ○ Tumorsymptomatik
   ○ Behandlungskomplikationen ○ Selbstuntersuchung ○ Andere Untersuchung ○ Unbekannt
5. **Zwischenzeitlich neu aufgetretener Primärtumor** ○ Nein ○ Ja Wo? _____
6. **Durchgeführte Maßnahmen (Therapie)** _____
7. **Gesamtbeurteilung des Tumorgeschehens**
   ○ Postop. R0, Tumormarker unbekannt   ○ Vollremission   ○ Keine Änderung   ○ Beurteilung
   ○ Postop. R0, Tumormarker negativ   ○ Teilremission   ○ Diverg. Geschehen   unmöglich
   ○ Postop. R0, Tumormarker erhöht   ○ Minimal Response   ○ Progression   ○ Unbekannt
8. **Tumor- und therapiebedingte Folgeerkrankungen und Folgezustände** _____
   _____
9. **Allgemeiner Leistungszustand** (ECOG-Schlüssel siehe Rückseite) |__|
10. **Neue mikroskopische Befunde** ○ Nein ○ Ja ○ Unbekannt
    Wenn ja, welche:
    Grading _____ |__|
    ICD-O
    Histologie _____ M-|__|__|__|__| / |__|
11. **Tumorausbreitung**
    Primärtumor: ○ Keiner ○ Residual-Tu ○ Lokalrezidiv ○ Fragl. Befund ○ Unbekannt
    Regionäre LK: ○ Keine ○ Residual-Tu ○ LK-Rezidiv/neue LK-Metastasen ○ Fragl. Befund ○ Unbekannt
    Fernmetastasen: ○ Keine ○ Verbliebene ○ Neue ○ Fragl. Befund ○ Unbekannt
    Lokalisation der Fernmetastasen _____
12. **Tumorstadium nach** ○ TNM ○ Ann Arbor ○ Anderer Schlüssel Welcher _____
    Stadium _____
13. **Vorgesehene Maßnahmen** _____
14. **Wiedervorstellungstermin** |__|__|.|__|__|.|__|__|__|__|
15. **Ort der Wiedervorstellung** _____

Zentrumsspezifische Items oder Klartext

_____
Datum

_____
Unterschrift des Dokumentierenden

Verschlüsselungsanweisungen

Allgemeiner Leistungszustand (ECOG) (zu 9)

0 = Normale, uneingeschränkte Aktivität wie vor der Erkrankung
1 = Einschränkung bei körperlicher Anstrengung, aber gehfähig; leichte körperliche Arbeit bzw. Arbeit im Sitzen (z. B. leichte Hausarbeit oder Büroarbeit) möglich
2 = Gehfähig, Selbstversorgung möglich, aber nicht arbeitsfähig; kann mehr als 50% der Wachzeit aufstehen
3 = Nur begrenzte Selbstversorgung möglich, ist 50% oder mehr der Wachzeit an Bett oder Stuhl gebunden
4 = Völlig pflegebedürftig, keinerlei Selbstversorgung möglich; völlig an Bett oder Stuhl gebunden
X = Unbekannt

Histopathologisches Grading (zu 10)

1 = G1 (Gut differenziert)
2 = G2 (Mäßig differenziert)
3 = G3 (Schlecht differenziert)
4 = G4 (Undifferenziert)

L = Low grade (G1/G2)
H = High grade (G3/G4)
G = Grenzfall bzw. Borderline (GB – nur bei Ovar!)

T = T-Zell-Lymphom
B = B-Zell-Lymphom
Z = Null-Zell-Lymphom

X = GX (Differenzierungsgrad oder Herkunft kann nicht bestimmt werden)

Das histopathologische Grading ist für die verschiedenen Tumoren nicht einheitlich. Im allgemeinen gelten die oben angeführten Codes. Bei einigen Tumoren ist jedoch die Auswahl der Notationen eingeschränkt: Urologische Tumoren, Tumoren des Corpus uteri, Ovarialtumoren, Melanome der Konjunktiva und der Uvea. Die Codierung des Gradings bei diesen Tumoren ist in Kapitel 2.13 der Basisdokumentation beschrieben.

Für folgende Tumoren ist ein histopathologisches Grading **nicht** vorgesehen:
Hoden
Melanom der Haut und des Augenlides
Retinoblastom
Neuroblastom
Nephroblastom

CLL (nach Rai) (zu 12)

0 = Stadium 0
1 = Stadium 1
2 = Stadium 2
3 = Stadium 3
4 = Stadium 4

Stadium 0:
Lymphozytose im peripheren Blut ≥ 15000, im Knochenmark $\geq 40\%$

Stadium 1:
Stadium 0, zusätzlich Lymphknotenvergrößerung

Stadium 2:
Stadium 0 oder 1, zusätzlich Hepato- und/oder Splenomegalie

Stadium 3:
Stadium 0, 1 oder 2, zusätzlich Anämie (Hb <110 g/l bzw. <6.8 mmol/l oder Hämatokrit $<33\%$)

Stadium 4:
Stadium 0, 1, 2 oder 3, zusätzlich Thrombopenie ($<100 \times 10^9$/l)

CLL (nach Binet) (zu 12)

A = Stadium A
B = Stadium B
C = Stadium C

Stadium A:
Hb >100 g/l bzw. >6.2 mmol/l, Thrombozyten $>100 \times 10^9$/l, weniger als 3 vergrößerte Lymphknotenregionen

Stadium B:
Wie A, aber 3 oder mehr vergrößerte Lymphknotenregionen

Stadium C:
Hb ≤ 100 g/l bzw. ≤ 6.2 mmol/l, Thrombozyten $\leq 100 \times 10^9$/l, unabhängig von der Zahl der vergrößerten Lymphknotenregionen

Chronische Myeloische Leukämie (CML) (zu 12)

C = Chronische Phase
A = Akzelerierte Phase
B = Blastenphase

Akute Leukämie (nach FAB) (zu 12)

Die akute Leukämie wird nach der FAB-Klassifikation verschlüsselt. Dabei kennzeichnen M1–M7 Subtypen der akuten nichtlymphatischen Leukämie, L1–L3 solche der akuten lymphatischen Leukämie (ALL):

1 = M1 (Akute undifferenzierte Leukämie)
2 = M2 (Akute myeloische Leukämie mit Differenzierung)
3 = M3 (Promyelozytäre Leukämie)
4 = M4 (Akute myelo-monozytäre Leukämie)
5 = M5 (Akute monozytäre Leukämie)
6 = M6 (Akute Erythroleukämie)
7 = M7 (Akute megakaryozytäre Leukämie)
K = L1 (Kindlicher Typ)
E = L2 (Erwachsenen-Typ)
B = L3 (Burkitt-Typ)

Multiples Myelom (nach Durie und Salmon) (zu 12)

Multiple Myelome werden nach der Klassifikation von Durie und Salmon erfaßt. Man unterscheidet dabei drei Stadien sowie ein Supplement für die Nierenfunktion:

Stadium
1 = Stadium 1
2 = Stadium 2
3 = Stadium 3

Stadium 1:
Alle der folgenden Kriterien erfüllt:
Hämoglobin >100 g/l bzw. >6.2 mmol/l
Serumkalzium normal (≤ 12 mg/dl bzw. ≤ 3.0 mmol/l)
Röntgenbild normal oder höchstens ein solitäres Plasmozytom
Paraproteinkonzentration IgG <5 g/dl, IgA <3 g/dl
Bence-Jones-Proteinurie <4 g/24 h.

Stadium 2:
Kriterien von Stadium 1 und 3 nicht erfüllt.

Stadium 3
Eines oder mehrere der folgenden Kriterien erfüllt:
Hämoglobin <85 g/l bzw. <5.2 mmol/l
Serumkalzium >12 mg/dl bzw. >3.0 mmol/l
ausgedehnte Osteolysen
Paraproteinkonzentration: IgG >7 g/dl, IgA >5 g/dl
Bence-Jones-Proteinurie >12 g/24 h.

Nierenfunktion
A = Normale Nierenfunktion (Serumkreatinin <2 mg/dl)
B = Gestörte Nierenfunktion (Serumkreatinin ≥ 2 mg/dl)

ADT

**Arbeitsgemeinschaft
Deutscher Tumorzentren**

- Basisdokumentation für Tumorkranke -

OPERATIVE THERAPIE

Name des Patienten: _____

Vorname(n): _____

Geburtsname: _____ Land: _____

Straße: _____

PLZ └┴┴┴┴┘ Ort: _____

Telefon: _____

Patientenidentifikations-Nr. └┴┴┴┴┴┘

Tumoridentifikations-Nr. └┘

Geschlecht (M = Männlich, W = Weiblich) └┘

Geburtsdatum Tag └┴┘ . Monat └┴┘ . Jahr └┴┴┴┘

Klinik: _____

Abt.: _____ Station: _____

Präoperativ bekannte Tumorlokalisation beim Patienten _____

1.1- Operationsbeschreibung

1.4 Nr. der OP — Beschreibung der OP im Klartext — Operationsdatum

Nr.	Beschreibung der OP im Klartext	Tag	Monat	Jahr	OP-Zugang*
1.	_____	└┴┘	. └┴┘	. └┴┴┴┘	. └┴┘
2.	_____	└┴┘	. └┴┘	. └┴┴┴┘	. └┴┘
3.	_____	└┴┘	. └┴┘	. └┴┴┴┘	. └┴┘
4.	_____	└┴┘	. └┴┘	. └┴┴┴┘	. └┴┘

* OP-Zugang: KC = Konventionell-chirurgisch   PE = Perkutan-endoskopisch   EE = Endoluminal-endoskopisch
KP = KC + PE   KE = KC + EE   EP = EE + PE

1.5 Operationsziel ○ Primärtumor ○ Regionäre Lymphknoten ○ Fernmetastasen

2.1 Residualtumor ○ Keiner (R0) ○ Mikroskopisch (R1) ○ Makroskopisch ohne mikrosk. Bestät. (R2a)
○ Makroskop. mit mikroskop. Bestät. (R2b) ○ Nicht zu beurteilen

2.2 Lokalisation des Residualtumors ○ Lokoreg. ○ Fernmetastasen ○ Beides ○ Unbekannt

2.2.1 Fernmetastasenlokalisation _____

3. Operationskomplikationen ○ Nein ○ Ja ○ Unbekannt

Wenn ja, welche: zu OP-Nr. └┘ _____

zu OP-Nr. └┘ _____

zu OP-Nr. └┘ _____

zu OP-Nr. └┘ _____

4. Tumor- und therapiebedingte Folgeerkrankungen und Folgezustände _____

5. Allgemeiner Leistungszustand (ECOG-Schlüssel siehe Rückseite) └┘

6. Neue mikroskopische Befunde ○ Nein ○ Ja ○ Unbekannt

Wenn ja, welche:

Grading _____ └┘

Histologie _____ M-└┴┴┴┴┘ / └┘ (ICD-O)

7. Tumorstadium nach ○ TNM ○ Ann Arbor ○ Anderer Schlüssel Welcher _____

Stadium _____

8. Vorgesehene Maßnahmen _____

9. Wiedervorstellungstermin └┴┘ . └┴┘ . └┴┴┴┘

10. Ort der Wiedervorstellung _____

Zentrumsspezifische Items oder Klartext

Datum

Unterschrift des Dokumentierenden

Verschlüsselungsanweisungen

Allgemeiner Leistungszustand (ECOG) (zu 5)

0 = Normale, uneingeschränkte Aktivität wie vor der Erkrankung
1 = Einschränkung bei körperlicher Anstrengung, aber gehfähig; leichte körperliche Arbeit bzw. Arbeit im Sitzen (z. B. leichte Hausarbeit oder Büroarbeit) möglich
2 = Gehfähig, Selbstversorgung möglich, aber nicht arbeitsfähig; kann mehr als 50% der Wachzeit aufstehen
3 = Nur begrenzte Selbstversorgung möglich, ist 50% oder mehr der Wachzeit an Bett oder Stuhl gebunden
4 = Völlig pflegebedürftig, keinerlei Selbstversorgung möglich; völlig an Bett oder Stuhl gebunden
X = Unbekannt

Histopathologisches Grading (zu 6)

1 = G1 (Gut differenziert)
2 = G2 (Mäßig differenziert)
3 = G3 (Schlecht differenziert)
4 = G4 (Undifferenziert)

L = Low grade (G1/G2)
H = High grade (G3/G4)
G = Grenzfall bzw. Borderline (GB - nur bei Ovar!)

T = T-Zell-Lymphom
B = B-Zell-Lymphom
Z = Null-Zell-Lymphom

X = GX (Differenzierungsgrad oder Herkunft kann nicht bestimmt werden)

Das histopathologische Grading ist für die verschiedenen Tumoren nicht einheitlich. Im allgemeinen gelten die oben angeführten Codes. Bei einigen Tumoren ist jedoch die Auswahl der Notationen eingeschränkt: Urologische Tumoren, Tumoren des Corpus uteri, Ovarialtumoren, Melanome der Konjunktiva und der Uvea. Die Codierung des Gradings bei diesen Tumoren ist in Kapitel 2.13 der Basisdokumentation beschrieben.

Für folgende Tumoren ist ein histopathologisches Grading nicht vorgesehen:
Hoden
Melanom der Haut und des Augenlides
Retinoblastom
Neuroblastom
Nephroblastom

CLL (nach Rai) (zu 7)

0 = Stadium 0
1 = Stadium 1
2 = Stadium 2
3 = Stadium 3
4 = Stadium 4

Stadium 0:
Lymphozytose im peripheren Blut $\geq$15000, im Knochenmark $\geq$40%
Stadium 1:
Stadium 0, zusätzlich Lymphknotenvergrößerung

Stadium 2:
Stadium 0 oder 1, zusätzlich Hepato- und/oder Splenomegalie

Stadium 3:
Stadium 0, 1 oder 2, zusätzlich Anämie (Hb < 110 g/l bzw. < 6.8 mmol/l oder Hämatokrit < 33%)

Stadium 4:
Stadium 0, 1, 2 oder 3, zusätzlich Thrombopenie ($< 100 \times 10^9$/l)

CLL (nach Binet) (zu 7)

A = Stadium A
B = Stadium B
C = Stadium C

Stadium A:
Hb > 100 g/l bzw. > 6.2 mmol/l, Thrombozyten $> 100 \times 10^9$/l, weniger als 3 vergrößerte Lymphknotenregionen

Stadium B:
Wie A, aber 3 oder mehr vergrößerte Lymphknotenregionen

Stadium C:
Hb $\leq$ 100 g/l bzw. $\leq$ 6.2 mmol/l, Thrombozyten $\leq 100 \times 10^9$/l, unabhängig von der Zahl der vergrößerten Lymphknotenregionen

Chronische Myeloische Leukämie (CML) (zu 7)

C = Chronische Phase
A = Akzelerierte Phase
B = Blastenphase

Akute Leukämie (nach FAB) (zu 7)

Die akute Leukämie wird nach der FAB-Klassifikation verschlüsselt. Dabei kennzeichnen M1–M7 Subtypen der akuten nichtlymphatischen Leukämie, L1–L3 solche der akuten lymphatischen Leukämie (ALL):

1 = M1 (Akute undifferenzierte Leukämie)
2 = M2 (Akute myeloische Leukämie mit Differenzierung)
3 = M3 (Promyelozytäre Leukämie)
4 = M4 (Akute myelo-monozytäre Leukämie)
5 = M5 (Akute monozytäre Leukämie)
6 = M6 (Akute Erythroleukämie)
7 = M7 (Akute megakaryozytäre Leukämie)

K = L1 (Kindlicher Typ)
E = L2 (Erwachsenen-Typ)
B = L3 (Burkitt-Typ)

Multiples Myelom (nach Durie und Salmon) (zu 7)

Multiple Myelome werden nach der Klassifikation von Durie und Salmon erfaßt. Man unterscheidet dabei drei Stadien sowie ein Supplement für die Nierenfunktion:

Stadium
1 = Stadium 1
2 = Stadium 2
3 = Stadium 3

Stadium 1:
Alle der folgenden Kriterien erfüllt:
Hämoglobin > 100 g/l bzw. > 6.2 mmol/l
Serumkalzium normal ($\leq$ 12 mg/dl bzw. $\leq$ 3.0 mmol/l)
Röntgenbild normal oder höchstens ein solitäres Plasmozytom
Paraproteinkonzentration IgG < 5 g/dl, IgA < 3 g/dl
Bence-Jones-Proteinurie < 4 g/24 h.

Stadium 2:
Kriterien von Stadium 1 und 3 nicht erfüllt.

Stadium 3
Eines oder mehrere der folgenden Kriterien erfüllt:
Hämoglobin < 85 g/l bzw. < 5.2 mmol/l
Serumkalzium > 12 mg/dl bzw. > 3.0 mmol/l
ausgedehnte Osteolysen
Paraproteinkonzentration: IgG > 7 g/dl, IgA > 5 g/dl
Bence-Jones-Proteinurie > 12 g/24 h.

Nierenfunktion
A = Normale Nierenfunktion (Serumkreatinin < 2 mg/dl)
B = Gestörte Nierenfunktion (Serumkreatinin $\geq$ 2 mg/dl)

ADT

Arbeitsgemeinschaft Deutscher Tumorzentren

- Basisdokumentation für Tumorkranke -

STRAHLENTHERAPIE

Name des Patienten: _____

Vorname(n): _____

Geburtsname: _____ Land: _____

Straße: _____

PLZ └─┴─┴─┴─┴─┘ Ort: _____

Telefon: _____

Patientenidentifikations-Nr. └─┴─┴─┴─┴─┴─┘

Tumoridentifikations-Nr. └─┘

Geschlecht (M = Männlich, W = Weiblich) └─┘

Geburtsdatum Tag └─┴─┘ . Monat └─┴─┘ . Jahr └─┴─┴─┴─┘

Klinik: _____

Abt.: _____ Station: _____

Tumorlokalisation beim Patienten _____

		Tag	Monat	Jahr

1. **Beginn der Bestrahlungsbehandlung** └─┴─┘.└─┴─┘.└─┴─┴─┴─┘

2. **Ende der Bestrahlungsbehandlung** └─┴─┘.└─┴─┘.└─┴─┴─┴─┘

3. **Zielgebiet(e) und Seite** _____

4. **Applikationsart** ○ Perkut. Therapie ○ Endokav. Kontakttherapie ○ Interstit. Kontakttherapie ○ Metabolisch

5. **Gesamtdosis (Gy) oder Aktivität (GBq)** _____

6.1 **Isodose (%)** _____ **6.2** **Tiefe (cm)** _____

7. **Art der Fraktionierung** Zahl der Einzelbestrahlungen _____ Zahl der Bestrahlungstage _____

8. **Strahlenart** (Schlüssel s. Rückseite) _____ └─┴─┘

Spannung (kV) oder Energie (MeV) _____

9. **Applikationstechnik**

○ 1 Stehfeld ○ 2 Stehfelder ○ 3 Stehfelder ○ 4 Stehfelder ○ Bewegungsbestrahlung
○ Komplexe Technik ○ Sonstige ○ Unbekannt _____

10. **Unterbrechung der Behandlung** ○ Nein ○ Ja ○ Unbek. Wenn ja, Dauer _____
Unterbrechungsgrund ○ Geplant ○ Wg. Nebenwirk. ○ Nichtersch. d. Pat. ○ Gerät def. ○ Sonst. ○ Unbek.

11. **Nebenwirkungen aufgetreten** ○ Nein ○ Ja ○ Unbekannt

Wenn ja, welche _____
_____
_____

12. **Weiteres Vorgehen** ○ Forts. der Strahlenth. ○ Abbruch wg. Nebenw. ○ Reg. Ende ○ Pat. verweigert
○ Abbruch aus sonst. Gründen ○ Unbekannt _____

13. **Gesamtbeurteilung des Tumorgeschehens**

○ Postop. R0, Tumormarker unbekannt ○ Vollremission ○ Keine Änderung ○ Beurteilung
○ Postop. R0, Tumormarker negativ ○ Teilremission ○ Diverg. Geschehen unmöglich
○ Postop. R0, Tumormarker erhöht ○ Minimal Response ○ Progression ○ Unbekannt

14. **Residualtumor** ○ Keiner (R0) ○ Mikroskopisch (R1) ○ Makroskopisch ohne mikrosk. Bestät. (R2a)
○ Makroskop. mit mikroskop. Bestät. (R2b) ○ Nicht zu beurteilen
Lokalisation d. Residualtumors ○ Lokoregionär ○ Fernmetastasen ○ Beides ○ Unbekannt

15. **Tumor- und therapiebedingte Folgeerkrankungen** _____
_____

16. **Allgemeiner Leistungszustand** (ECOG-Schlüssel siehe Rückseite) └─┘

17. **Vorgesehene Maßnahmen** _____

18. **Wiedervorstellungstermin** └─┴─┘.└─┴─┘.└─┴─┴─┴─┘

19. **Ort der Wiedervorstellung** _____

Zentrumsspezifische Items oder Klartext

_____
Datum

_____
Unterschrift des Dokumentierenden

Verschlüsselungsanweisungen

Strahlenart (zu 8)

RO	=	Konventionelle Röntgenstrahlen
UH	=	Ultraharte Röntgenstrahlen
EL	=	Elektronenstrahlen
NE	=	Neutronenstrahlen
CO	=	Kobalt-60
CS	=	Cäsium-137
RA	=	Radium-226
IR	=	Iridium-192
J1	=	Jod-125
J2	=	Jod-131
AU	=	Gold-198
PH	=	Phosphor-32
YT	=	Yttrium-90
S1	=	Strontium-89
S2	=	Strontium-90
TA	=	Tantal-182
SO	=	Sonstige (Klartextangabe)

Allgemeiner Leistungszustand (ECOG) (zu 16)

0 = Normale, uneingeschränkte Aktivität wie vor der Erkrankung

1 = Einschränkung bei körperlicher Anstrengung, aber gehfähig; leichte körperliche Arbeit bzw. Arbeit im Sitzen (z.B. leichte Hausarbeit oder Büroarbeit) möglich

2 = Gehfähig, Selbstversorgung möglich, aber nicht arbeitsfähig; kann mehr als 50% der Wachzeit aufstehen

3 = Nur begrenzte Selbstversorgung möglich, ist 50% oder mehr der Wachzeit an Bett oder Stuhl gebunden

4 = Völlig pflegebedürftig, keinerlei Selbstversorgung möglich; völlig an Bett oder Stuhl gebunden

X = Unbekannt

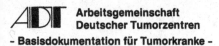

Arbeitsgemeinschaft Deutscher Tumorzentren

- Basisdokumentation für Tumorkranke -

CHEMOTHERAPIE

Name des Patienten: _____

Vorname(n): _____

Geburtsname: _____ Land: _____

Straße: _____

PLZ ⊔⊔⊔⊔⊔ Ort: _____

Telefon: _____

Patientenidentifikations-Nr. ⊔⊔⊔⊔⊔⊔⊔

Tumoridentifikations-Nr. ⊔

Geschlecht (M = Männlich, W = Weiblich) ⊔

Geburtsdatum   Tag   Monat   Jahr
⊔⊔ . ⊔⊔ . ⊔⊔⊔⊔

Klinik: _____

Abt.: _____ Station: _____

Tumorlokalisation beim Patienten _____

	Tag	Monat	Jahr

1. Behandlungsbeginn ⊔⊔ . ⊔⊔ . ⊔⊔⊔⊔

2. Behandlungsende ⊔⊔ . ⊔⊔ . ⊔⊔⊔⊔

3. Protokoll _____

4. Größe des Patienten (cm) _____   **5. Körpergewicht (kg)** _____   **6. Körperoberfläche (m²)** _____

7. Medikamente   Einzeldosis   Appl.-Dauer   Gesamtdosis   % der Solldosis

a) _____ _____ _____ _____ _____

b) _____ _____ _____ _____ _____

c) _____ _____ _____ _____ _____

d) _____ _____ _____ _____ _____

e) _____ _____ _____ _____ _____

f) _____ _____ _____ _____ _____

g) _____ _____ _____ _____ _____

8. Applikationsweg (Schlüssel siehe Rückseite)   ⊔⊔

9. Nebenwirkungen aufgetreten?   ○ Nein   ○ Ja   ○ Unbekannt

Wenn ja, welche _____

_____

10. Weiteres Vorgehen   ○ Forts. der Chemoth.   ○ Abbruch wg. Nebenw.   ○ Reg. Ende   ○ Pat. verweigert

○ Abbruch aus sonst. Gründen   ○ Unbek. _____

11. Gesamtbeurteilung des Tumorgeschehens

○ Postop. R0, Tumormarker unbekannt   ○ Vollremission   ○ Keine Änderung   ○ Beurteilung

○ Postop. R0, Tumormarker negativ   ○ Teilremission   ○ Diverg. Geschehen   unmöglich

○ Postop. R0, Tumormarker erhöht   ○ Minimal Response   ○ Progression   ○ Unbekannt

12. Residualtumor   ○ Keiner (R0)   ○ Mikroskopisch (R1)   ○ Makroskopisch ohne mikrosk. Bestät. (R2a)

○ Makroskop. mit mikroskop. Bestät. (R2b)   ○ Nicht zu beurteilen

Lokalisation d. Residualtumors   ○ Lokoregionär   ○ Fernmetastasen   ○ Beides   ○ Unbekannt

13. Tumor- und therapiebedingte Folgeerkrankungen _____

_____

14. Allgemeiner Leistungszustand (ECOG-Schlüssel siehe Rückseite)   ⊔

15. Vorgesehene Maßnahmen _____

16. Wiedervorstellungstermin   ⊔⊔ . ⊔⊔ . ⊔⊔⊔⊔

17. Ort der Wiedervorstellung _____

Zentrumsspezifische Items oder Klartext

_____
Datum

_____
Unterschrift des Dokumentierenden

Verschlüsselungsanweisungen

Applikationsweg (zu 8)

Systemische Chemotherapie:

OR = Oral
IM = Intramuskulär
SC = Subkutan
IV = Intravenös
LI = i.v. Langzeitinfusion (mind. 24 Stunden)

Intrakavitäre oder intraluminale Chemotherapie:

PE = Intraperitoneal
PL = Intrapleural
TH = Intrathekal
VE = Intravesikal
SO = Sonstige

Isolierte Perfusion:

PN = Katheter, normotherm
PH = Katheter, hypertherm
PS = Pumpsystem

Regionale Infusion:

IN = Regionale Infusion, normotherm
IH = Regionale Infusion, hypertherm

Chemoembolisation:

CE = Chemoembolisation

Allgemeiner Leistungszustand (ECOG) (zu 14)

0 = Normale, uneingeschränkte Aktivität wie vor der Erkrankung
1 = Einschränkung bei körperlicher Anstrengung, aber gehfähig; leichte körperliche Arbeit bzw. Arbeit im Sitzen (z. B. leichte Hausarbeit oder Büroarbeit) möglich
2 = Gehfähig, Selbstversorgung möglich, aber nicht arbeitsfähig; kann mehr als 50% der Wachzeit aufstehen
3 = Nur begrenzte Selbstversorgung möglich, ist 50% oder mehr der Wachzeit an Bett oder Stuhl gebunden
4 = Völlig pflegebedürftig, keinerlei Selbstversorgung möglich; völlig an Bett oder Stuhl gebunden
X = Unbekannt

⚠️ ADT
Arbeitsgemeinschaft
Deutscher Tumorzentren
- Basisdokumentation für Tumorkranke -

ABSCHLUSSDATEN

Name des Patienten: _____

Vorname(n): _____

Geburtsname: _____ Land: _____

Straße: _____

PLZ ⊔⊔⊔⊔⊔ Ort: _____

Telefon: _____

Patientenidentifikations-Nr. ⊔⊔⊔⊔⊔⊔⊔

Tumoridentifikations-Nr. ☐

Geschlecht (M = Männlich, W = Weiblich) ☐

Geburtsdatum ☐☐.☐☐.☐☐☐☐ (Tag Monat Jahr)

Klinik: _____

Abt.: _____ Station: _____

Tumorlokalisation beim Patienten _____

1.1 Grund des Ausscheidens aus der Nachsorge/Betreuung durch das Tumorzentrum

○ Patient verstorben ○ Patient nicht auffindbar ○ Nachsorge nicht mehr nötig

○ Patient andernorts in Betreuung ○ Patient verweigert weitere Betreuung ○ Unbekannt

1.2 Datum der letzten Information über den Patienten ☐☐.☐☐.☐☐☐☐ (Tag Monat Jahr)

2. Quelle der Angaben

○ Eig. Zentrum ○ And. Register ○ And. Klinik ○ Niedergel. Arzt ○ Meldeamt ○ Sonst. ○ Unbek.

Folgende Angaben sind nur bei Tod des Patienten zu erfassen:

3. Sterbedatum ☐☐.☐☐.☐☐☐☐ (Tag Monat Jahr)

4. Todesursache — ICD-9

Direkte Todesursache _____ ☐☐☐.☐

Vorausgegangene Ursache _____ ☐☐☐.☐

Vorausgegangenes Grundleiden _____ ☐☐☐.☐

Andere wesentliche Erkrankungen, die zum Tod beigetragen haben 1. ☐☐☐☐.☐ (ICD-9) 2. ☐☐☐☐.☐ (ICD-9) 3. ☐☐☐.☐

5. Tod tumorbedingt?

○ Ja ○ Tod an Behandlungskomplikationen, Nebenwirkungen oder Folgeerkrankungen ○ Nein ○ Unbekannt

6. Gesamtbeurteilung des Tumorgeschehens

○ Postop. R0, Tumormarker unbekannt ○ Vollremission ○ Keine Änderung ○ Beurteilung

○ Postop. R0, Tumormarker negativ ○ Teilremission ○ Diverg. Geschehen unmöglich

○ Postop. R0, Tumormarker erhöht ○ Minimal Response ○ Progression ○ Unbekannt

7. Autopsie durchgeführt ○ Ja ○ Nein ○ Unbekannt

Zentrumsspezifische Items oder Klartext

Datum

Unterschrift des Dokumentierenden

Wir sind an einigen Angaben interessiert, die Sie und Ihre Gesundheit betreffen. Bitte beantworten Sie die folgenden Fragen selbst, indem Sie die Zahl ankreuzen, die am besten auf Sie zutrifft. Es gibt keine „richtigen" oder „falschen" Antworten. Ihre Angaben werden streng vertraulich behandelt.

Bitte tragen Sie Ihre Initialen ein _____

Ihr Geburtstag (Tag, Monat, Jahr) _____

Das heutige Datum (Tag, Monat, Jahr) _____

	Nein	Ja
1. Bereitet es Ihnen Schwierigkeiten sich körperlich anzustrengen (z. B. eine schwere Einkaufstasche oder einen Koffer zu tragen)?	1	2
2. Bereitet es Ihnen Schwierigkeiten, einen *längeren* Spaziergang zu machen?	1	2
3. Bereitet es Ihnen Schwierigkeiten, eine *kurze* Strecke außer Haus zu gehen?	1	2
4. Müssen Sie den größten Teil des Tages im Bett oder in einem Sessel verbringen?	1	2
5. Brauchen Sie Hilfe beim Essen, Anziehen, Waschen oder Benutzen der Toilette?	1	2
6. Sind Sie in irgendeiner Weise bei Ihrer Arbeit entweder im Beruf oder im Haushalt eingeschränkt?	1	2
7. Sind Sie gänzlich außerstande, im Beruf oder im Haushalt zu arbeiten?	1	2

Während der letzten Woche:	Überhaupt nicht	Wenig	Mäßig	Sehr
8. Waren Sie kurzatmig?	1	2	3	4
9. Hatten Sie Schmerzen?	1	2	3	4
10. Mußten Sie sich ausruhen?	1	2	3	4
11. Hatten Sie Schlafstörungen?	1	2	3	4
12. Fühlten Sie sich schwach?	1	2	3	4
13. Hatten Sie Appetitmangel?	1	2	3	4
14. War Ihnen übel?	1	2	3	4
15. Haben Sie erbrochen?	1	2	3	4

- Bitte wenden! -

Während der letzten Woche:	Über- haupt nicht	Wenig	Mäßig	Sehr
16. Hatten Sie Verstopfung?	1	2	3	4
17. Hatten Sie Durchfall?	1	2	3	4
18. Waren Sie müde?	1	2	3	4
19. Fühlten Sie sich durch Schmerzen in Ihrem alltäglichen Leben beeinträchtigt?	1	2	3	4
20. Hatten Sie Schwierigkeiten, sich auf etwas zu konzentrieren, z. B. auf das Zeitungslesen oder das Fernsehen?	1	2	3	4
21. Fühlten Sie sich angespannt?	1	2	3	4
22. Haben Sie sich Sorgen gemacht?	1	2	3	4
23. Waren Sie reizbar?	1	2	3	4
24. Fühlten Sie sich niedergeschlagen?	1	2	3	4
25. Hatten Sie Schwierigkeiten, sich an Dinge zu erinnern?	1	2	3	4
26. Hat Ihr Gesundheitszustand oder Ihre medizinische Behandlung Ihr *Familienleben* beeinträchtigt?	1	2	3	4
27. Hat Ihr Gesundheitszustand oder Ihre medizinische Behandlung Ihr Zusammensein bzw. Ihre gemeinsamen Unternehmungen *mit anderen Menschen* beeinträchtigt?	1	2	3	4
28. Hat Ihr Gesundheitszustand oder Ihre medizinische Behandlung für Sie finanzielle Schwierigkeiten mit sich gebracht?	1	2	3	4

Bitte kreuzen Sie bei den folgenden Fragen die Zahl zwischen 1 und 7 an, die am besten auf Sie zutrifft

29. Wie würden Sie insgesamt Ihren *körperlichen Zustand* während der letzten Woche einschätzen?

1	2	3	4	5	6	7

Sehr schlecht   Ausgezeichnet

30. Wie würden Sie insgesamt Ihre *Lebensqualität* während der letzten Woche einschätzen?

1	2	3	4	5	6	7

Sehr schlecht   Ausgezeichnet